【心の病】はこうして治る

まんがルポ 精神科に行ってみた！

精神科医 YouTuber 益田裕介

まんが 青山ゆずこ

扶桑社

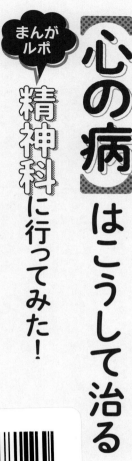

ある日
なんだか
心のモヤモヤが
増えた気がした

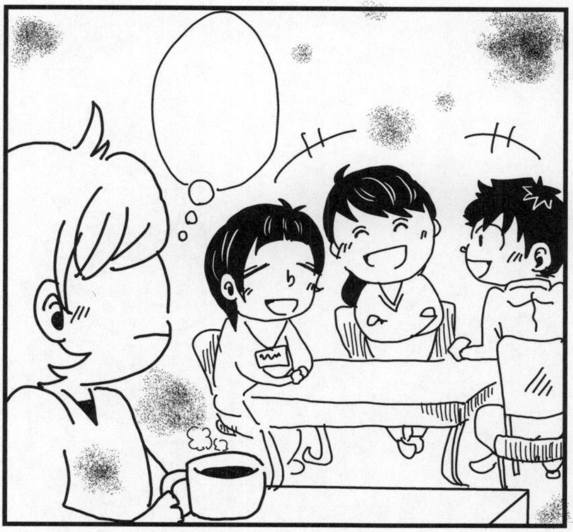

きっかけは
わからない
でも　そのモヤは
どんどん
広がっていった

そのうち身動きが
とれなくなった
…うーん
うごけるんだけど
うごけるんだけど
うごけない

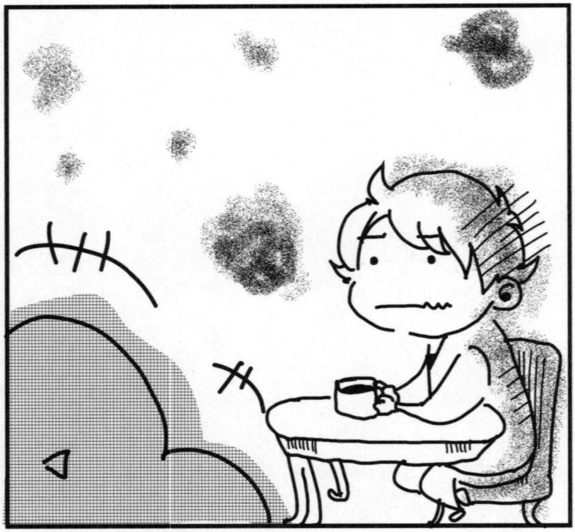

わけもわからず
イライラして
かなしくなって
さみしくなった

家族には
家族だから
なんか言えないし

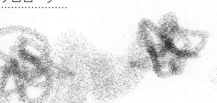

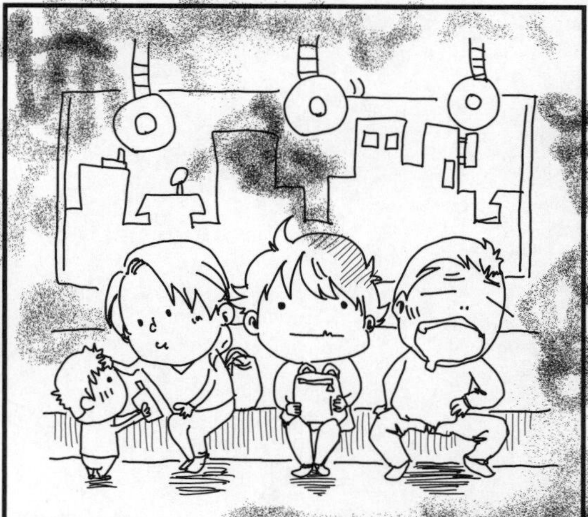

友達も
友達だから
相談できない
ことも多い

大人ってなにか
ムズかしい

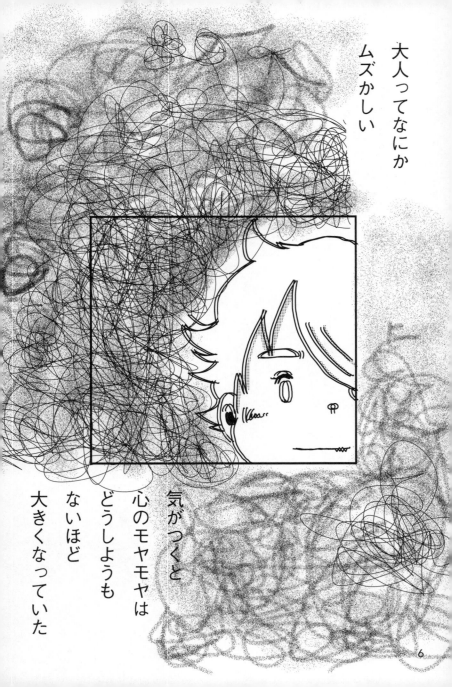

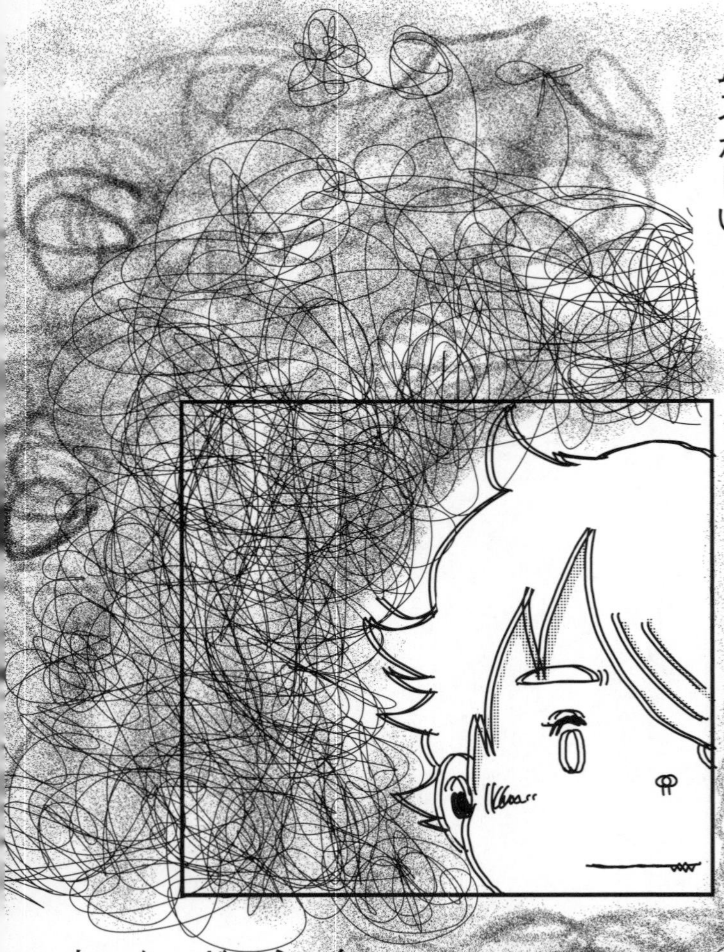

気がつくと
心のモヤモヤは
どうしようも
ないほど
大きくなっていた

あ
でもちょっと
待ってくださいね

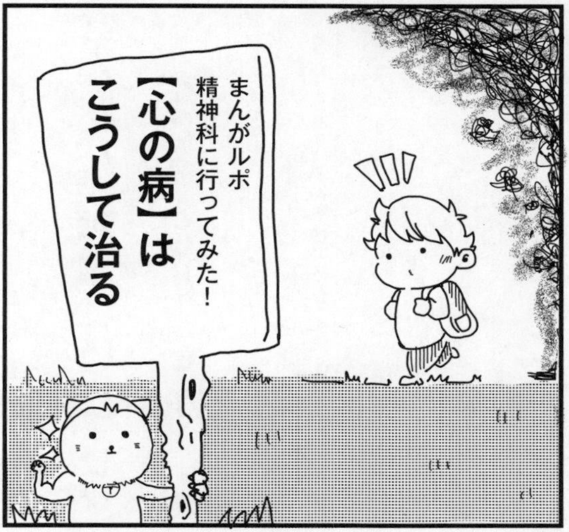
まんがルポ
精神科に行ってみた！
【心の病】は
こうして治る

この本みたいな
選択肢も
あるんですよ

もくじ

第3章

心の病はこうして治る ～ある患者の体験談～

第1章

私なんかが精神科に行っていいの？

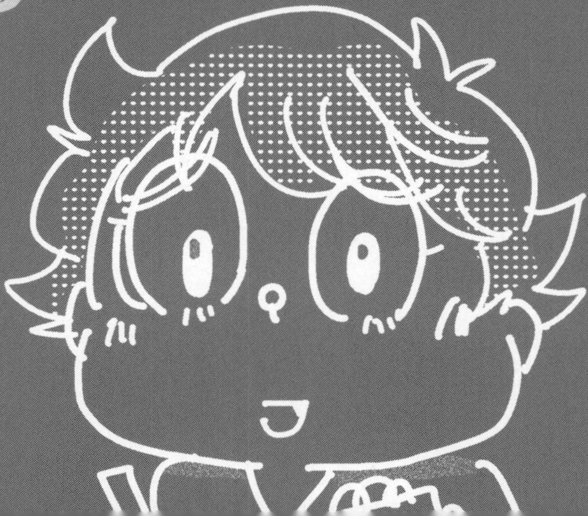

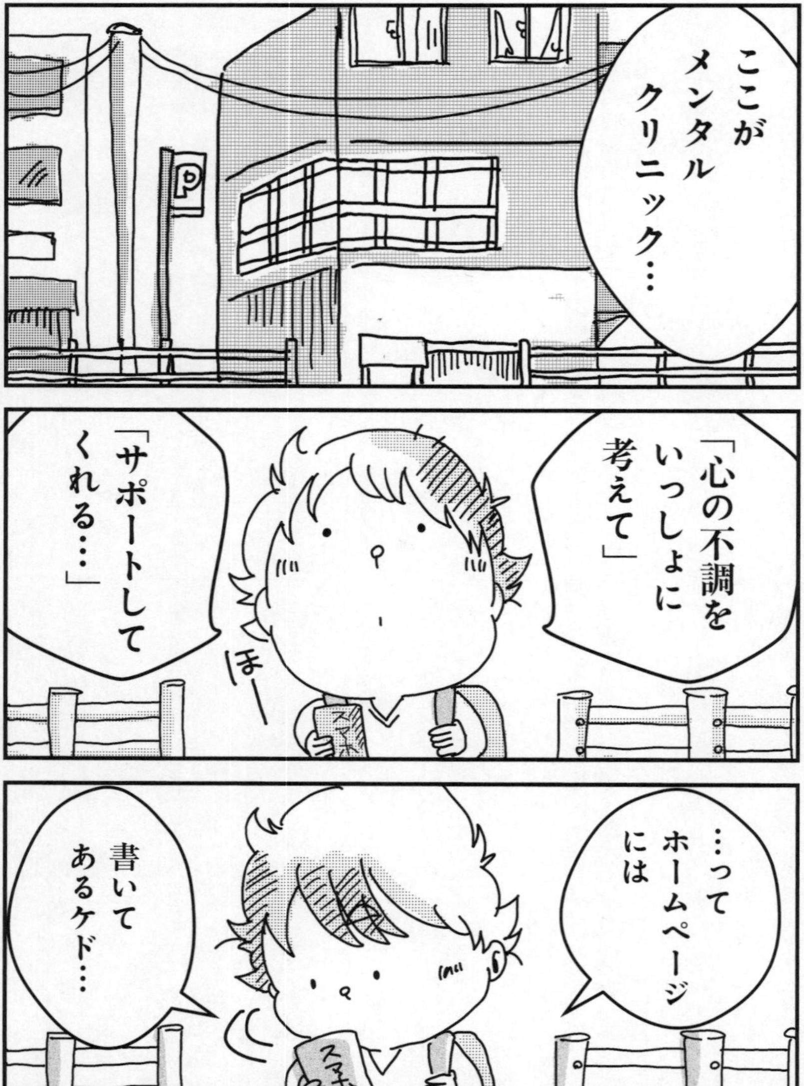
ここがメンタルクリニック…
「心の不調をいっしょに考えて」
「サポートしてくれる…」
ほー
…ってホームページには
書いてあるケド…
スマホ

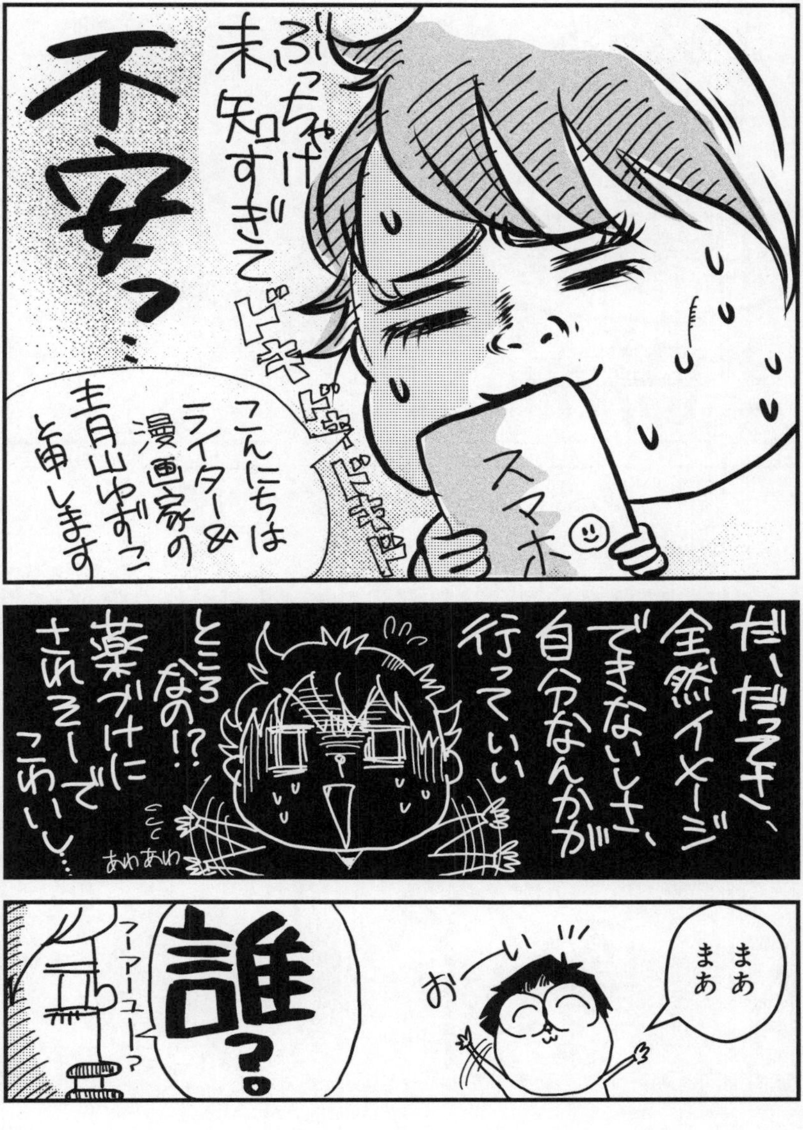
こんにちは
ライター＆
漫画家の
青山ゆずこ
と申します
不安っ…
ぶっちゃけ
未知すぎて
ドキドキドキドキ
スマホ
だ、だってさ、
全然イメージ
できないしさ、
自分なんかが
行っていい
ところ
なの!?
薬づけに
されそーで
こわいい…
あわあわ
まあまあ
おーい
誰?
フーアーユー?

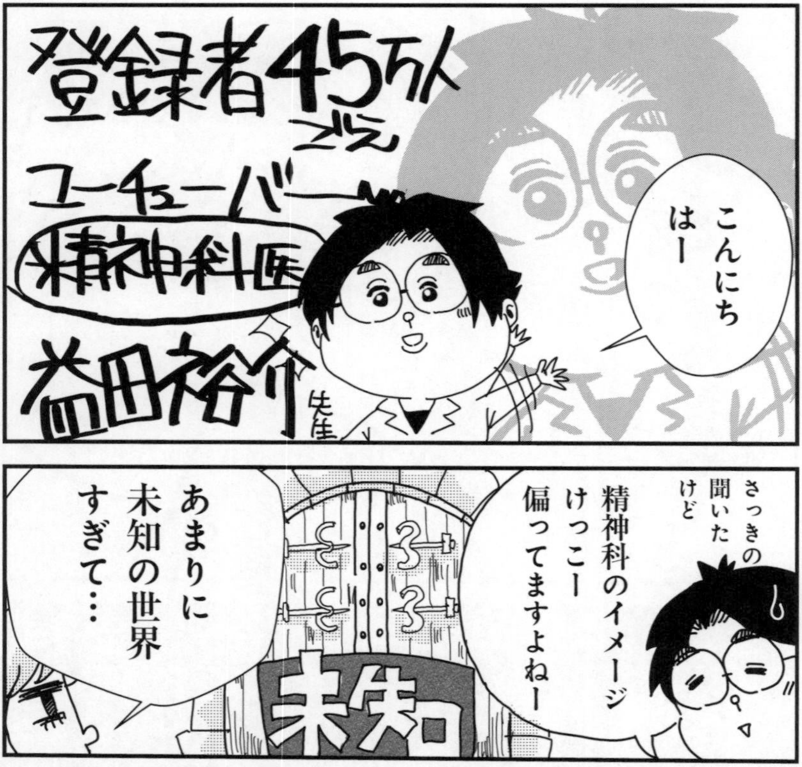
こんにちはー
登録者45万人ごえ
ユーチューバー
精神科医
益田裕介先生
さっきの聞いたけど
精神科のイメージけっこー偏ってますよねー
あまりに未知の世界すぎて…
未知
今回はそんな未知の精神科へのギモンをぜーんぶ聞いちゃいます
一体なにやってるんスか?。
質問がものすごくアバウトだなぁ……

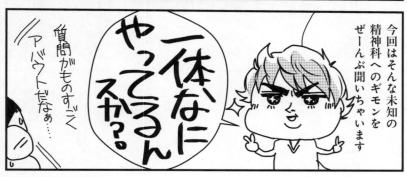

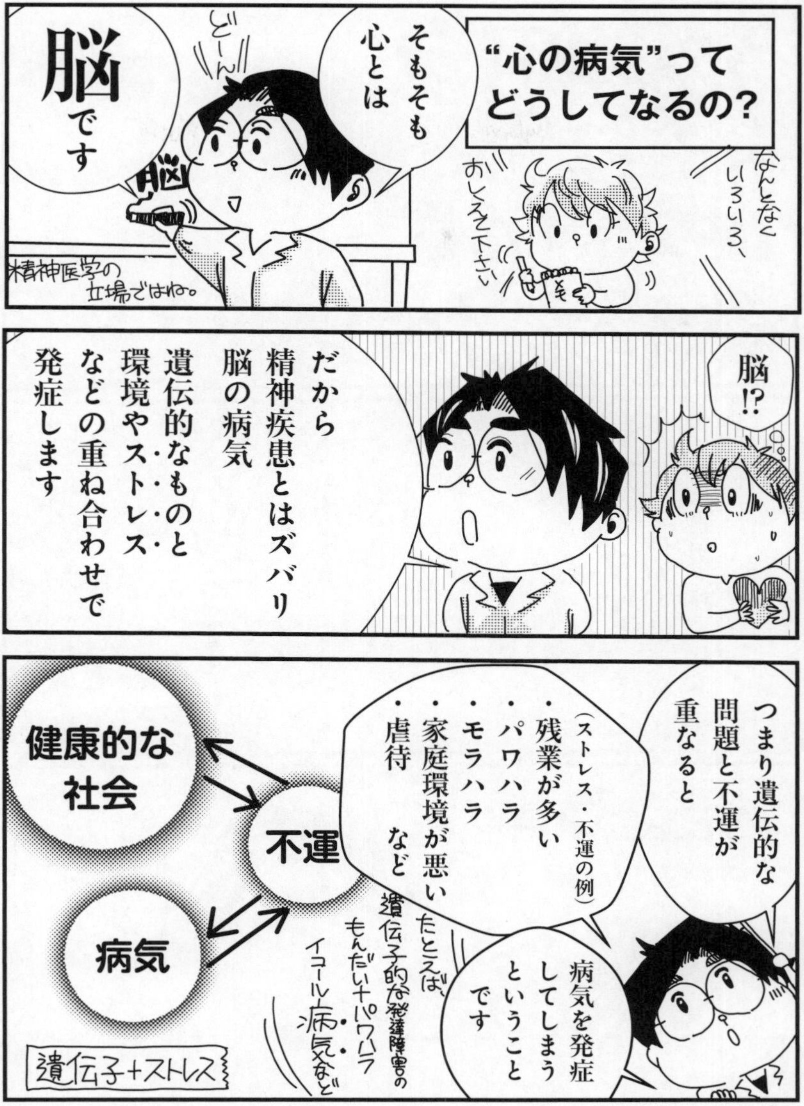
“心の病気”ってどうしてなるの？
なんとなくいろいろ、
おしえて下さい
メモ
そもそも心とは
どーん
脳です
脳
精神医学の立場ではね。
脳!?
だから精神疾患とはズバリ脳の病気
遺伝的なものと環境やストレスなどの重ね合わせで発症します
つまり遺伝的な問題と不運が重なると
（ストレス・不運の例）
・残業が多い
・パワハラ
・モラハラ
・家庭環境が悪い
・虐待
など
病気を発症してしまうということです
たとえば、遺伝子的な発達障害のもんだい＋パワハラ イコール病気 などなど
健康的な社会
不運
病気
遺伝子＋ストレス

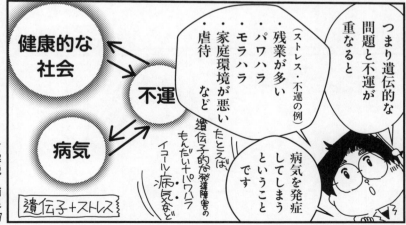

▶解説と補足 P.27

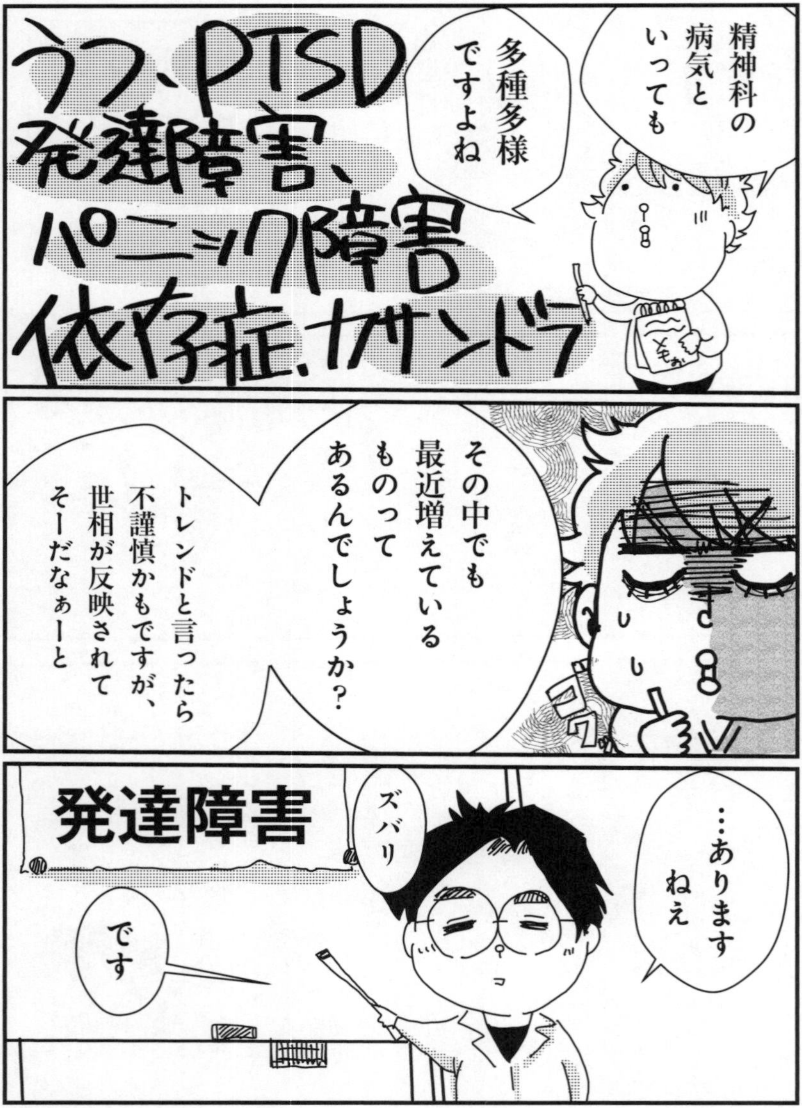
精神科の病気といっても
多種多様ですよね
うつ、PTSD 発達障害、パニック障害 依存症、カサンドラ
その中でも最近増えているものってあるんでしょうか？
トレンドと言ったら不謹慎かもですが、世相が反映されてそーだなぁーと
…ありますねえ
ズバリ
発達障害
です

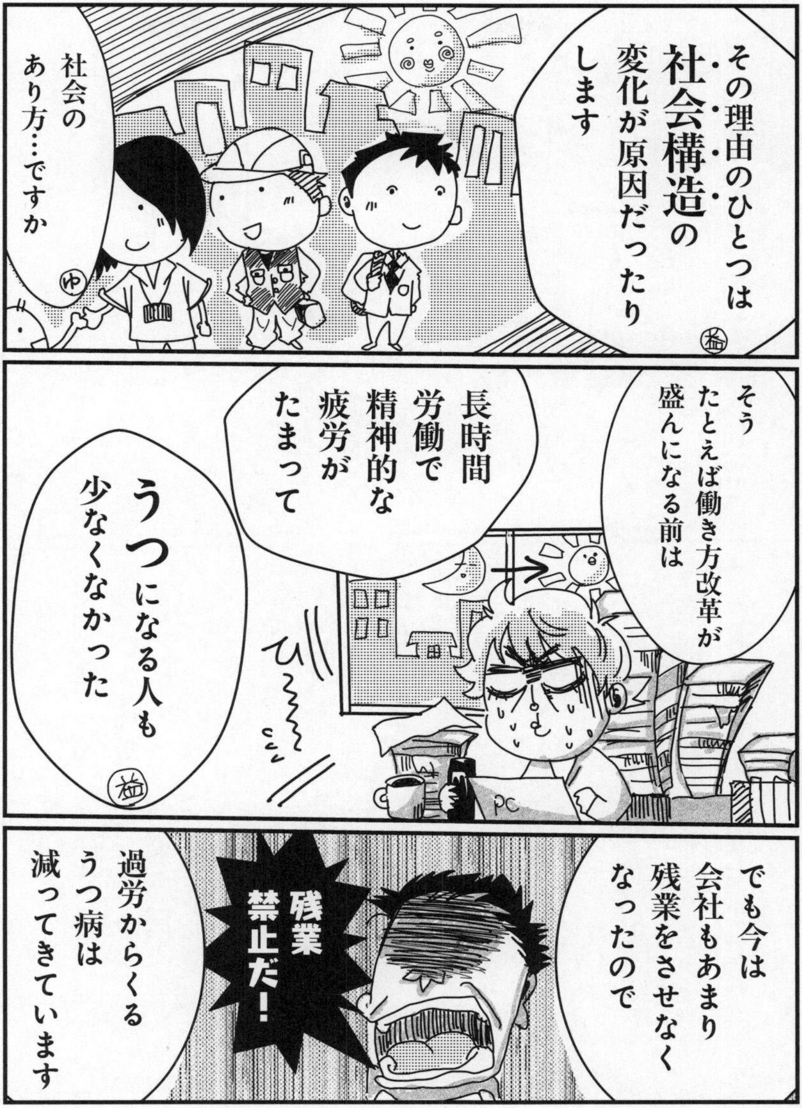
その理由のひとつは社会構造の変化が原因だったりします
社会のあり方…ですか
そう たとえば働き方改革が盛んになる前は
長時間労働で精神的な疲労がたまって
うつになる人も少なくなかった
でも今は会社もあまり残業をさせなくなったので
残業禁止だ！
過労からくるうつ病は減ってきています

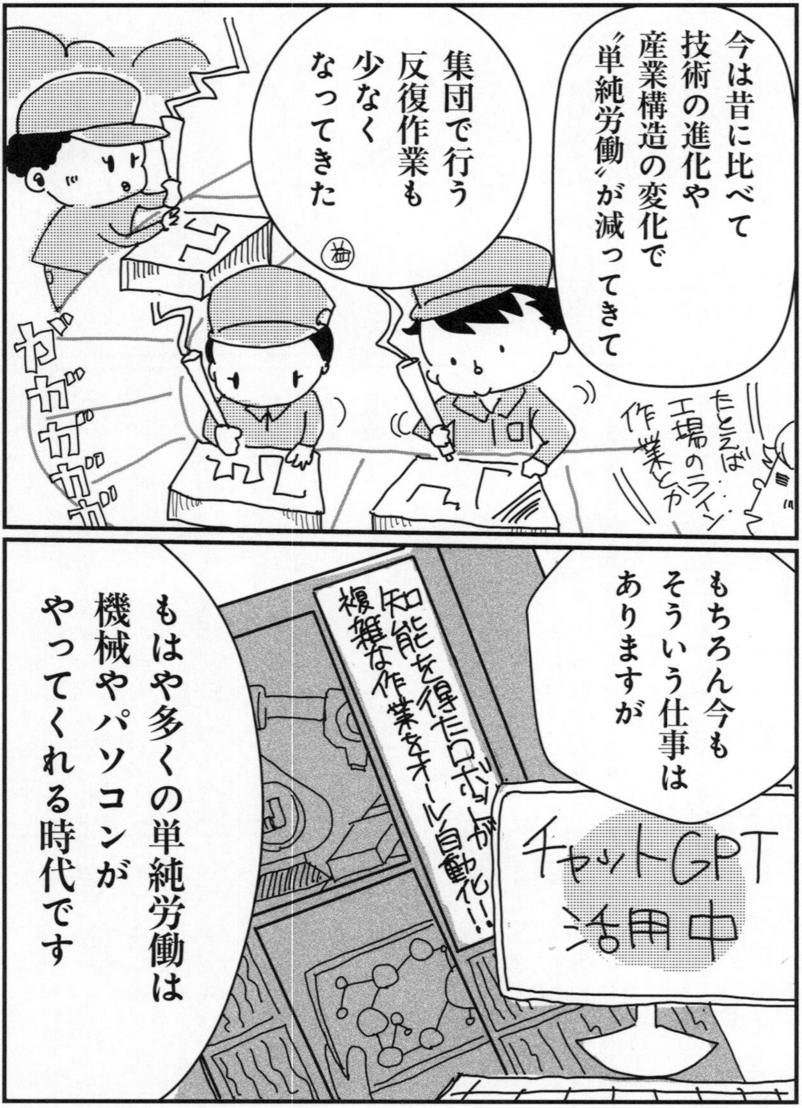
今は昔に比べて
技術の進化や
産業構造の変化で
〝単純労働〟が減ってきて
集団で行う
反復作業も
少なく
なってきた
たとえば
工場のライン
作業とか
ががががが
もちろん今も
そういう仕事は
ありますが
知能を得たロボットが
複雑な作業をオール自動化!!
チャットGPT
活用中
もはや多くの単純労働は
機械やパソコンが
やってくれる時代です

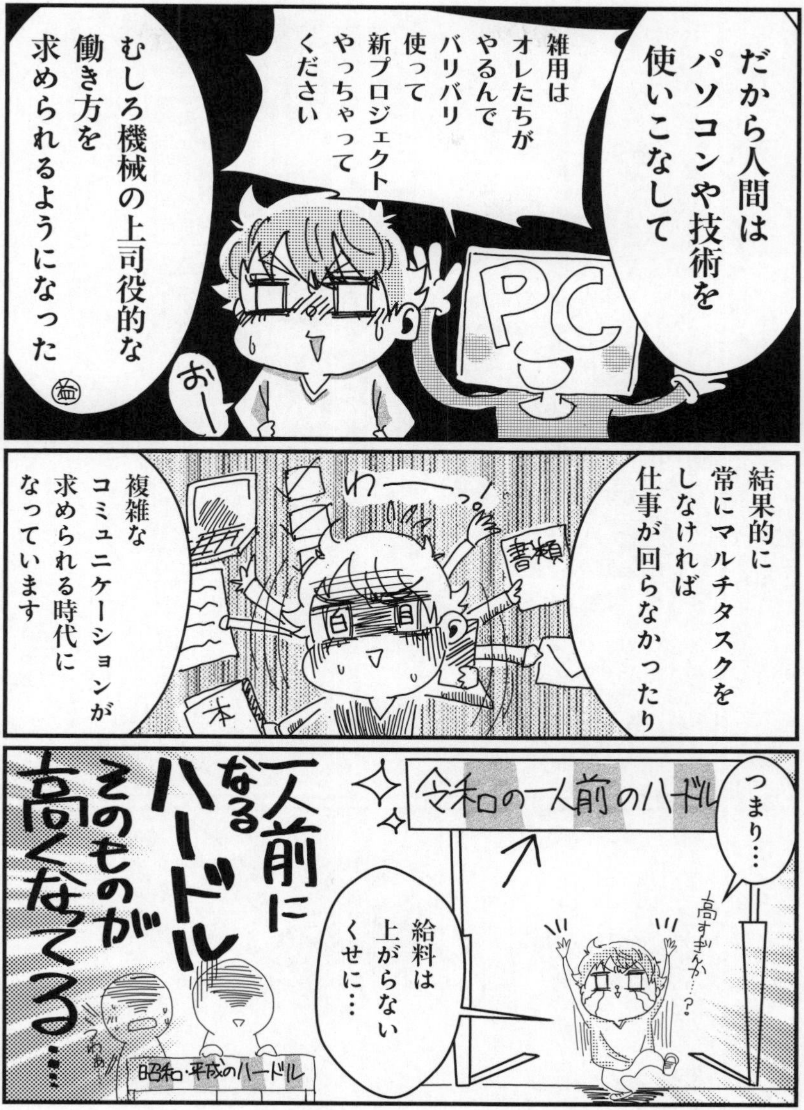
だから人間はパソコンや技術を使いこなして
雑用はオレたちがやるんでバリバリ使って新プロジェクトやっちゃってください
PC
おー
むしろ機械の上司役的な働き方を求められるようになった
結果的に常にマルチタスクをしなければ仕事が回らなかったり
わーーっ！
書類
本
複雑なコミュニケーションが求められる時代になっています
つまり…
令和の一人前のハードル
高すぎんか…？
給料は上がらないくせに…
一人前になるハードルそのものが高くなってる…
昭和・平成のハードル

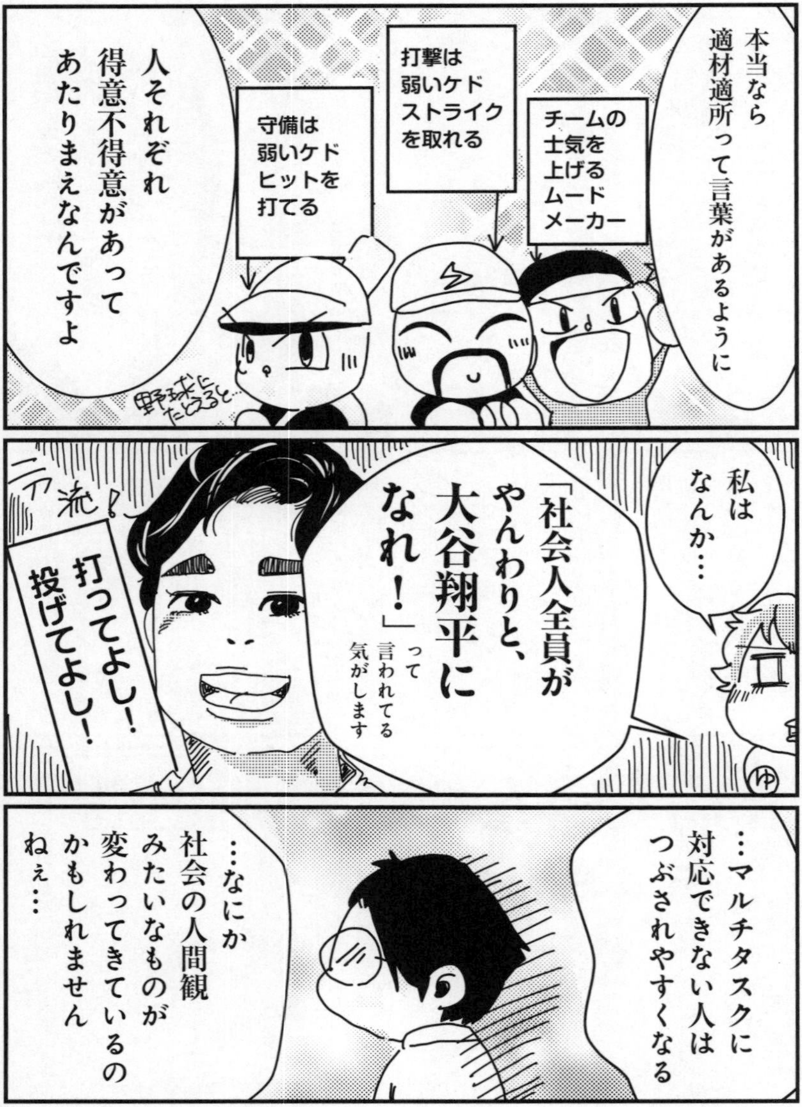
本当なら適材適所って言葉があるように
チームの士気を上げるムードメーカー
打撃は弱いケドストライクを取れる
守備は弱いケドヒットを打てる
人それぞれ得意不得意があってあたりまえなんですよ
野球にたとえると…
私はなんか…
「社会人全員がやんわりと、大谷翔平になれ！」って言われてる気がします
打ってよし！投げてよし！
二刀流！
…マルチタスクに対応できない人はつぶされやすくなる
…なにか社会の人間観みたいなものが変わってきているのかもしれませんねぇ…

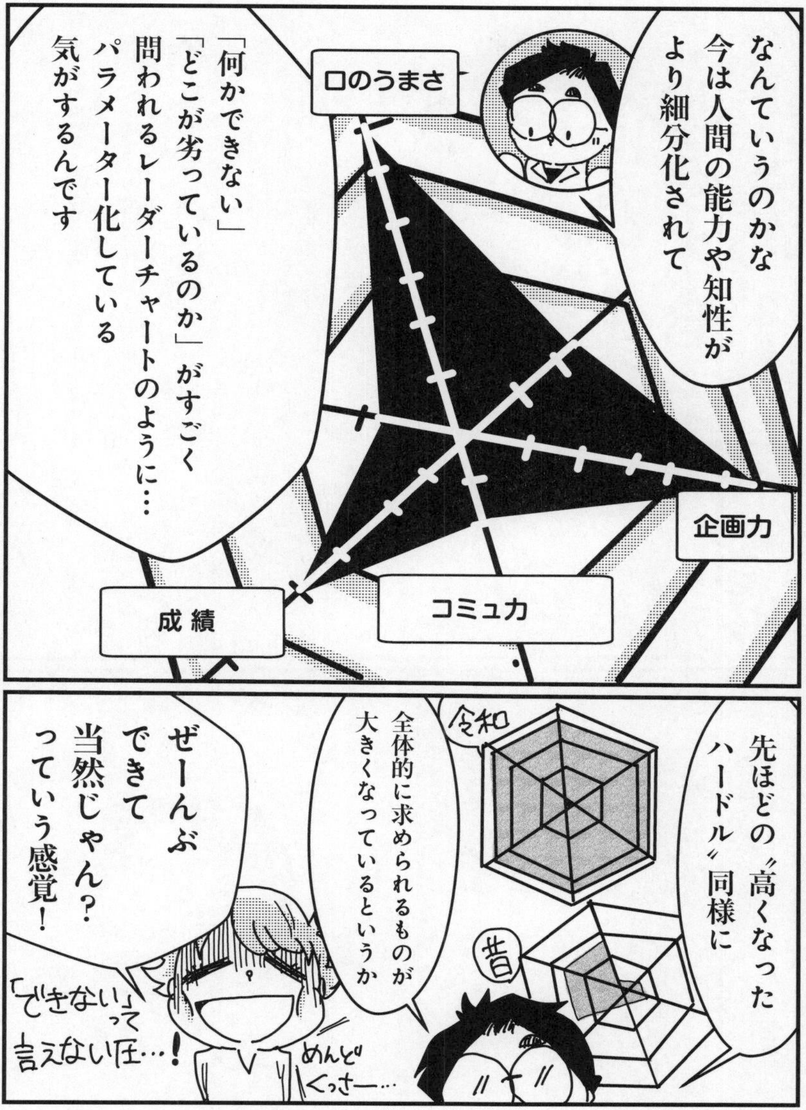

なんていうのかな
今は人間の能力や知性が
より細分化されて
口のうまさ
企画力
コミュ力
成績
「何かできない」
「どこが劣っているのか」がすごく
問われるレーダーチャートのように…
パラメーター化している
気がするんです
先ほどの〝高くなった
ハードル〟同様に
令和
昔
全体的に求められるものが
大きくなっているというか
ぜーんぶ
できて
当然じゃん？
っていう感覚！
「できない」って
言えない圧…！
めんど
くっさー…

▶解説と補足 P.28

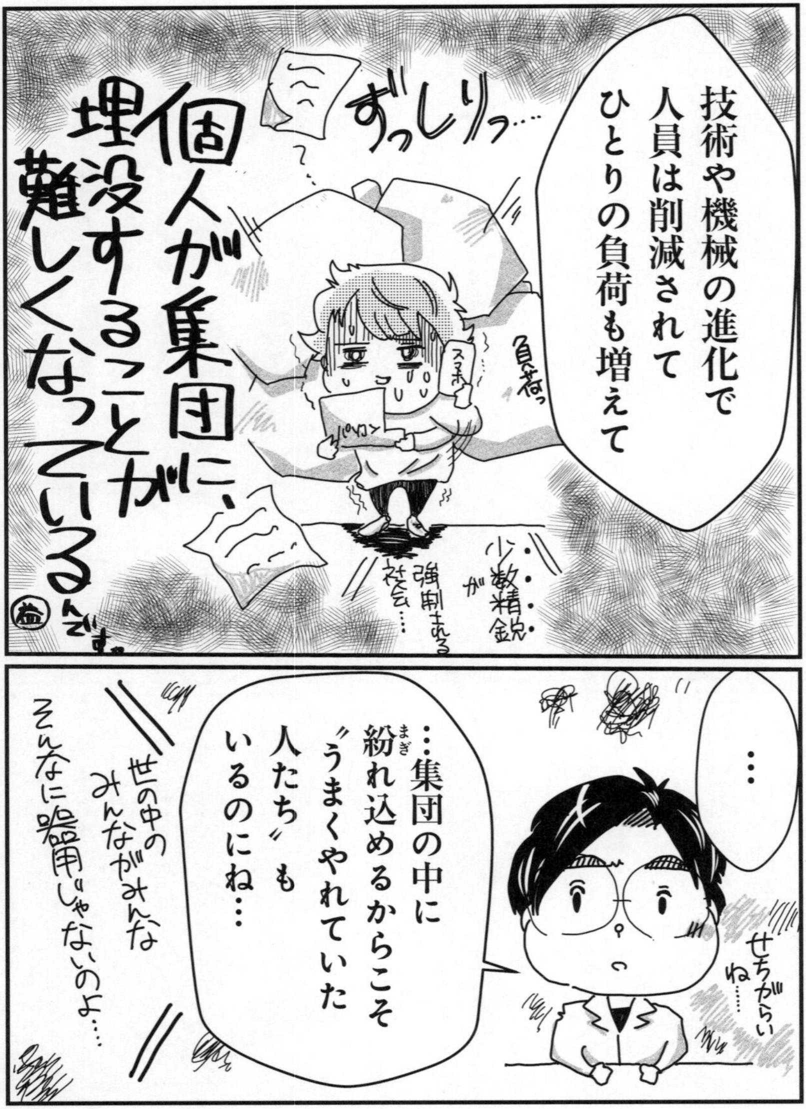
技術や機械の進化で
人員は削減されて
ひとりの負荷も増えて
ずっしりっ……
負荷っ
スマホ
少数精鋭・・・が
強制される社会…
個人が集団に埋没することが難しくなっているんですね
…
せちがらいね……
…集団の中に紛《まぎ》れ込めるからこそ“うまくやれていた人たち”もいるのにね…
世の中のみんながみんなそんなに器用じゃないのよ…

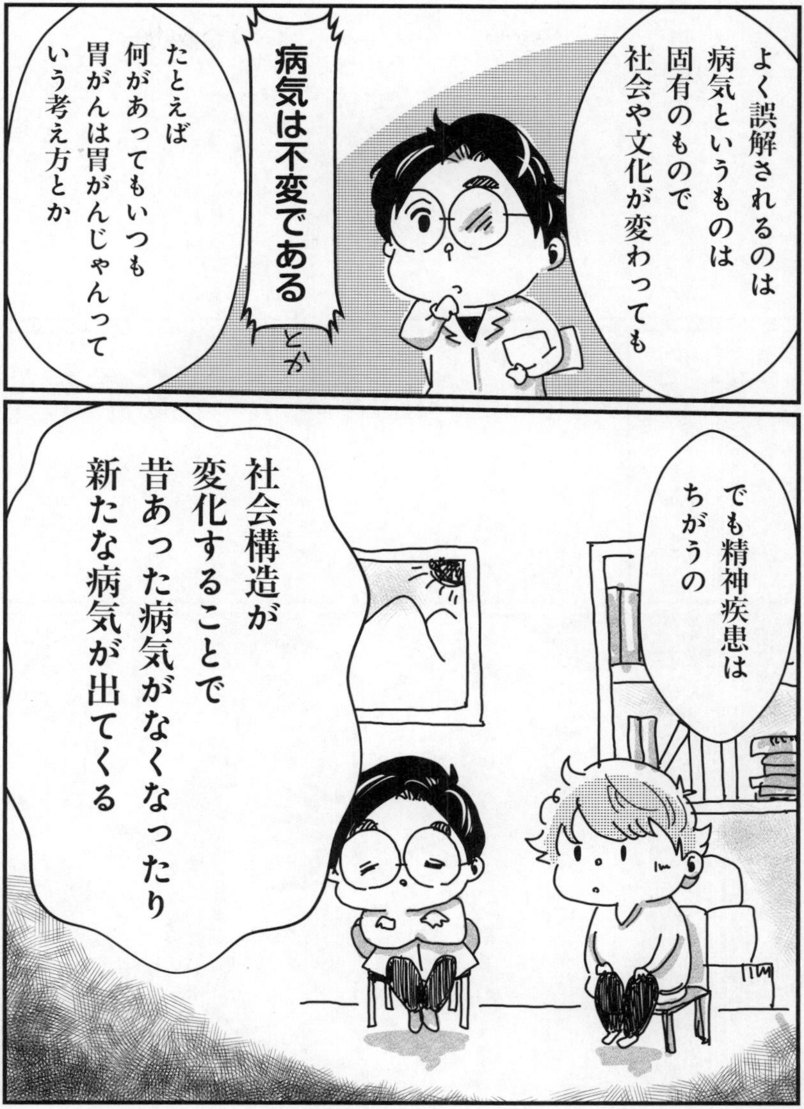
よく誤解されるのは
病気というものは
固有のもので
社会や文化が変わっても
病気は不変である
とか
たとえば
何があってもいつも
胃がんは胃がんじゃんって
いう考え方とか
でも精神疾患は
ちがうの
社会構造が
変化することで
昔あった病気がなくなったり
新たな病気が出てくる

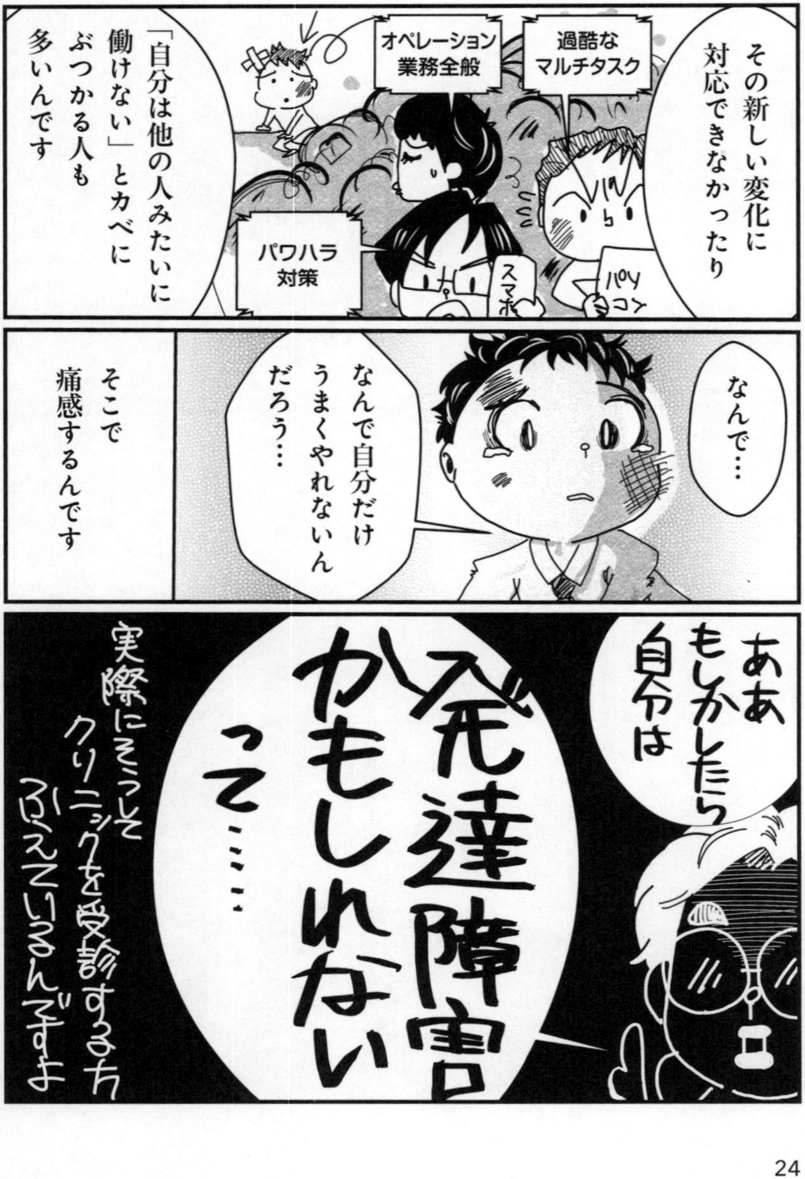
その新しい変化に対応できなかったり
過酷なマルチタスク
オペレーション業務全般
パワハラ対策
スマホ
パソコン
「自分は他の人みたいに働けない」とカベにぶつかる人も多いんです
なんで…
なんで自分だけうまくやれないいんだろう…
そこで痛感するんです
ああもしかしたら自分は
発達障害かもしれないって……
実際にそうしてクリニックを受診する方ふえているんですよ

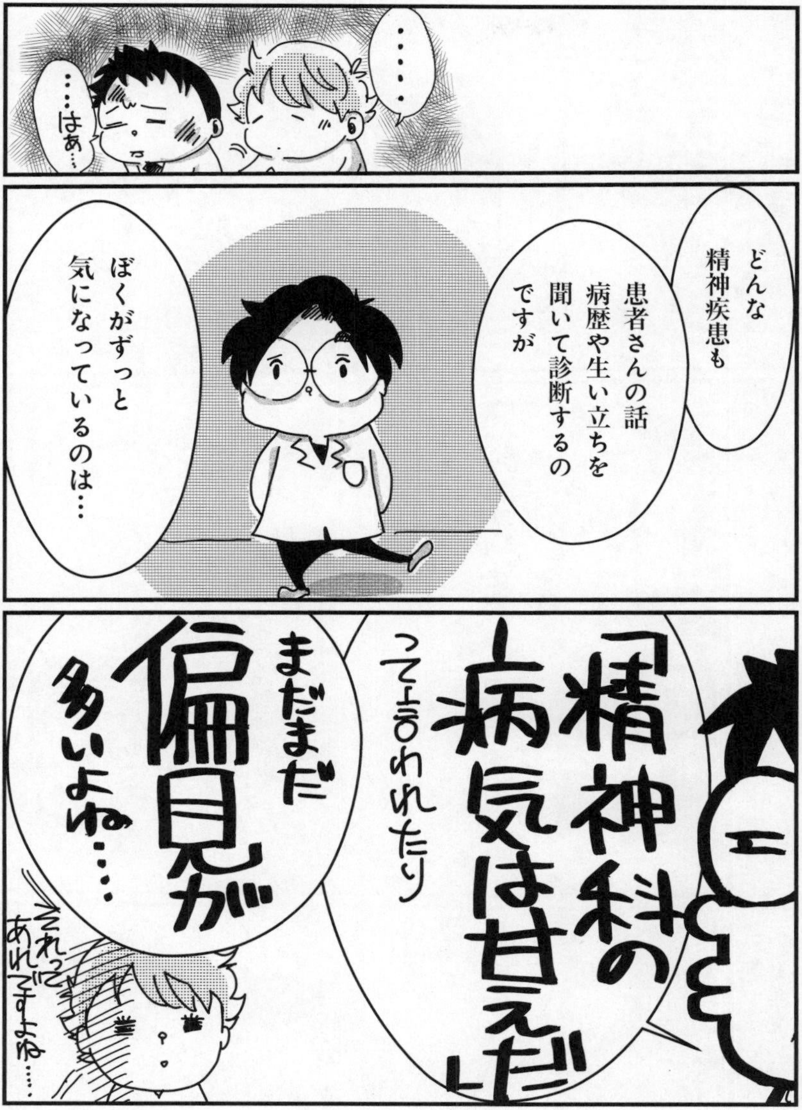
……
……はぁ…
どんな精神疾患も
患者さんの話
病歴や生い立ちを
聞いて診断するの
ですが
ぼくがずっと
気になっているのは…
「精神科の病気は甘えだ」
って言われたり
まだまだ偏見が多いよね…
それってあれですよね……

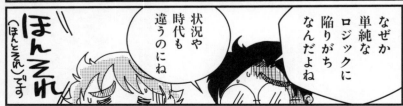

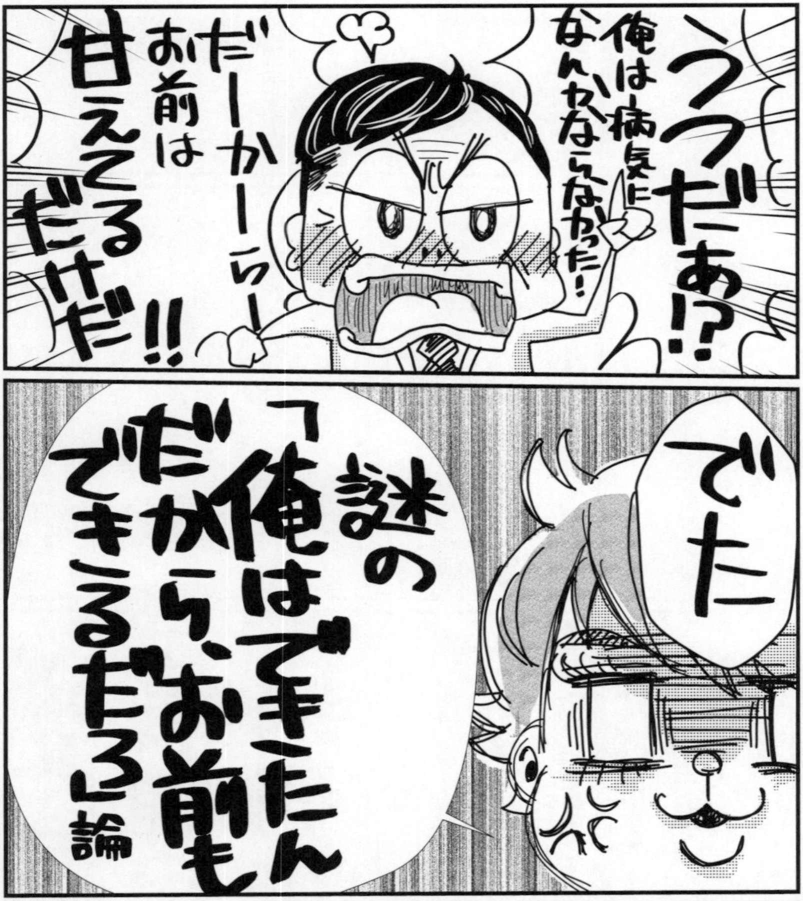
うつだあ!?
俺は病気になんかならなかった!
だーかーらー
お前は甘えてるだけだ!!
でた
謎の「俺はできたんだから、お前もできるだろ」論
なぜか単純なロジックに陥りがちなんだよね
状況や時代も違うのにね
ほんそれ
(ほんとそれ)です

解説&補足❶

遺伝子＋社会的ストレス＝精神疾患の発症

益田：精神疾患の発症に遺伝子（生まれつきの体質）の影響は大きいですが、それだけでなく、これまでの生育環境や教育環境、今生活している上でのストレスなどの影響も大きいです。これを「生物心理社会モデル」と呼びます。

同じような親から育っても、発症する人もいれば、しない人もいるし、同じような職場環境でも発症する人もいれば、しない人もいます。

複合的な要素が絡み合い、いよいよ発症するのが精神疾患の特徴です。

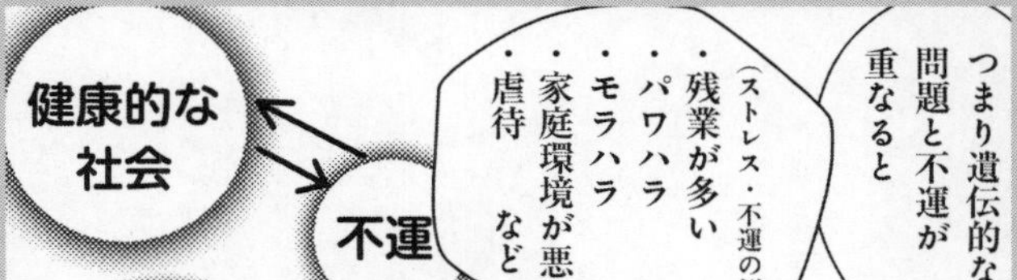
つまり遺伝的な問題と不運が重なると
（ストレス・不運の例）
・残業が多い
・パワハラ
・モラハラ
・家庭環境が悪い
・虐待
など
病気を発症してしまうということです
たとえば、
遺伝子的な発達障害の
もんだい＋パワハラ
イコール病気など
健康的な社会
不運
病気
遺伝子＋ストレス

解説&補足❷ 全員に平均点以上を求めるのは社会にゆとりがないから？

ゆずこ：少数精鋭、人件費の削減……というのもわかりますが、全員がマルチプレイヤーになるなんて無理ですよね。だれしも得意不得意があったり、一芸に秀でていたり、この世界は凸凹《でこぼこ》だから面白い要素も多いはず。

　また、パラメーターでは見える化していない能力、たとえば「人を励ます力」だったり、「打たれ弱いけれど、そこから何十倍も学習する能力」みたいな力もあるはず。社会全体が、いろんな人を受け入れる力がなくなっているような気がします。

益田：日本の社会全体で「人間観」みたいなものが、変わってきているのかもしれません。世知辛いです。

なんていうのかな
今は人間の能力や知性が
より細分化されて
口のうまさ
企画力
コミュ力
成績
「何かできない」
「どこが劣っているのか」がすごく
問われるレーダーチャートのように…
パラメーター化している
気がするんです

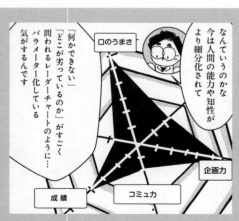

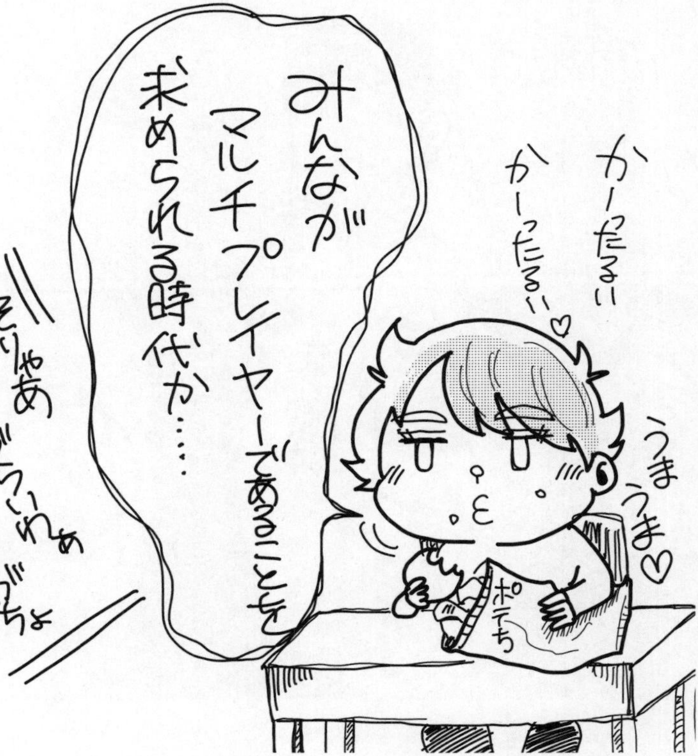
かーったるい
かーったるい♡
うまうま♡
ポテち
みんながマルチプレイヤーであることを求められる時代か……
そりゃあ生きづらいわぁえんがちょ

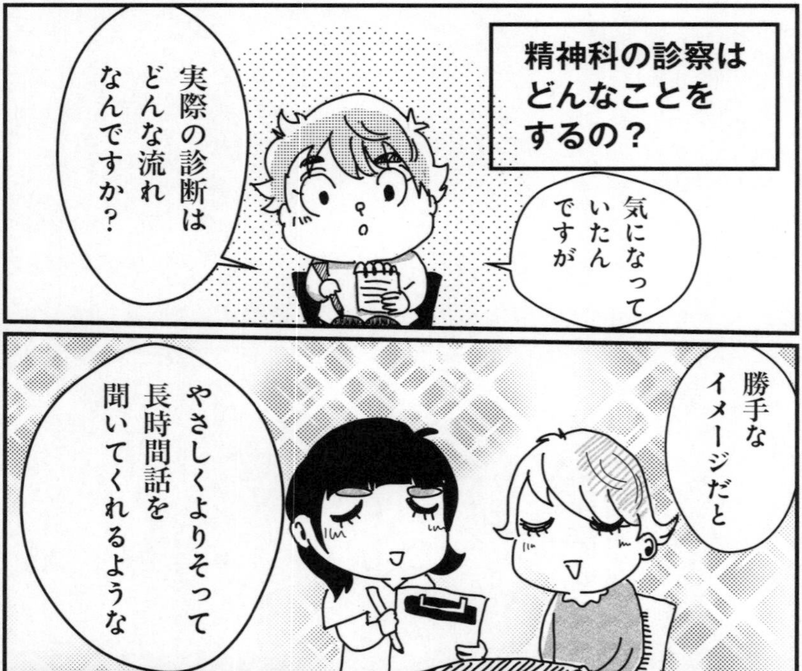
精神科の診察はどんなことをするの？
気になっていたんですが
実際の診断はどんな流れなんですか？
勝手なイメージだと
やさしくよりそって長時間話を聞いてくれるような
え
実際は5分ですよ
ふあっ!?

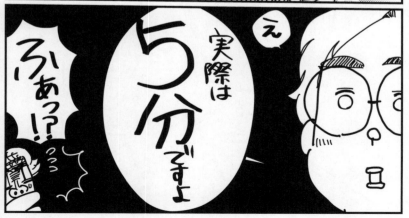

▶解説と補足 P.37

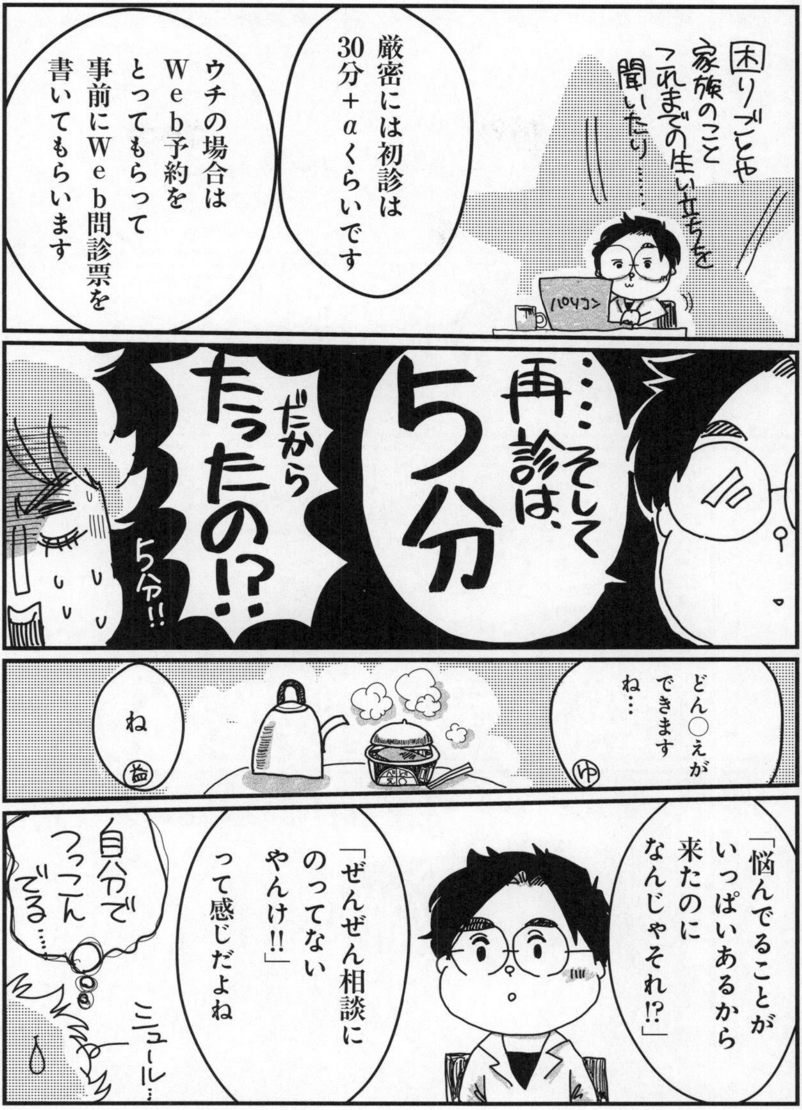
困りごとや
家族のこと
これまでの生い立ちを
聞いたり……
パソコン
厳密には初診は30分＋αくらいです
ウチの場合はWeb予約をとってもらって事前にWeb問診票を書いてもらいます
…そして
再診は、
5分
だから
たったの!?
5分!!
どん○えができますね…
ね
「悩んでることがいっぱいあるから来たのになんじゃそれ!?」
「ぜんぜん相談にのってないやんけ!!」って感じだよね
自分でつっこんでる……
ニュール…

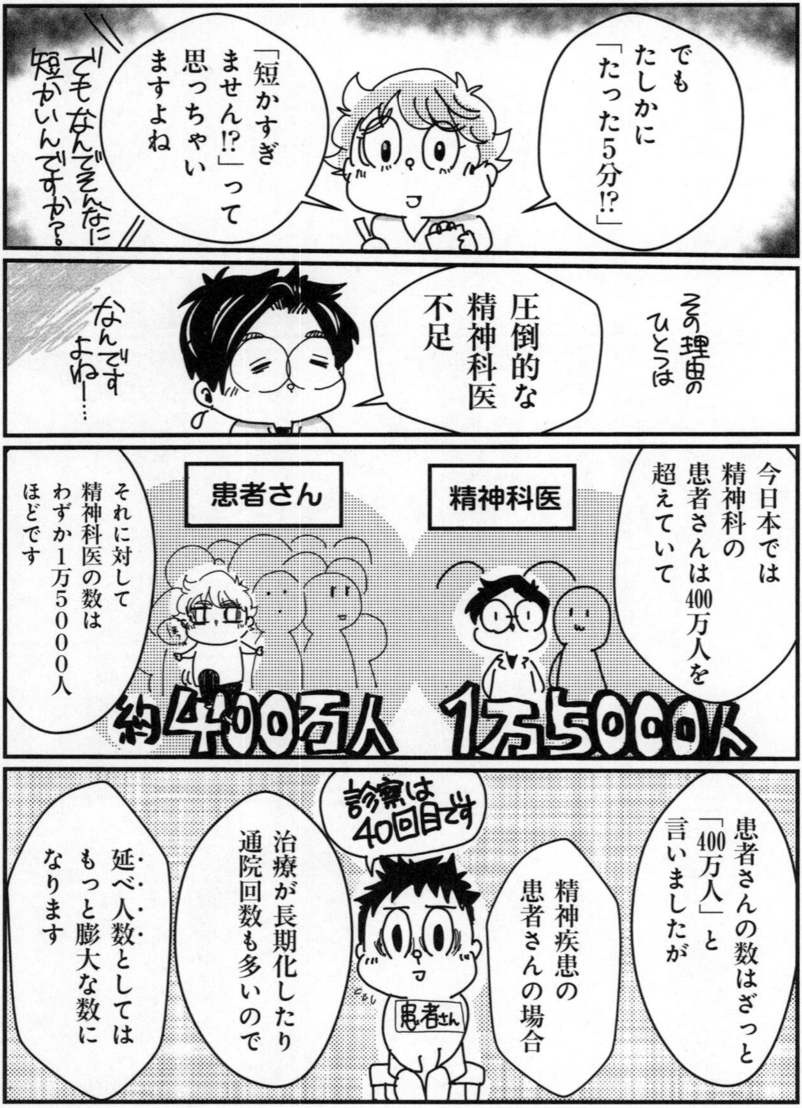
でもたしかに「たった5分!?」
「短かすぎません!?」って思っちゃいますよね
でもなんでそんなに短かいんですか?
その理由のひとつは
圧倒的な精神科医不足
なんですよねー…
今日本では精神科の患者さんは400万人を超えていて
精神科医
患者さん
それに対して精神科医の数はわずか1万5000人ほどです
1万5000人
約400万人
患者さんの数はざっと「400万人」と言いましたが
精神疾患の患者さんの場合
診察は40回目です
患者さん
治療が長期化したり通院回数も多いので
延べ人数としてはもっと膨大な数になります

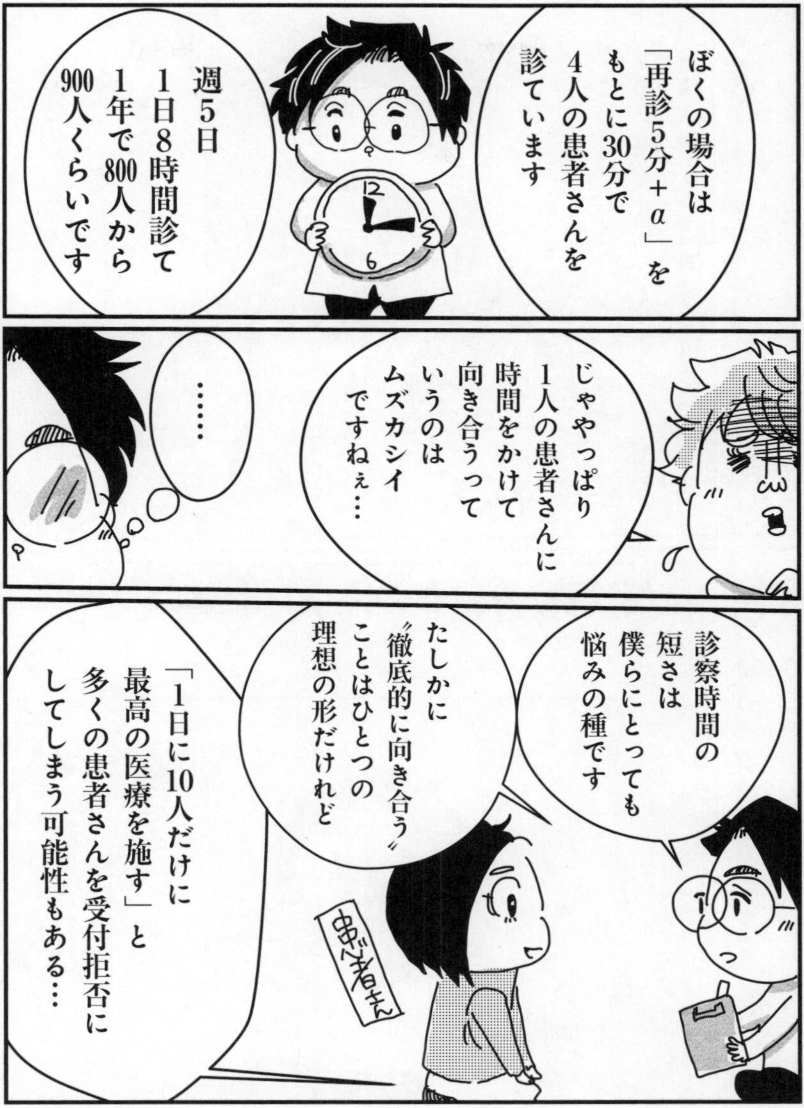
ぼくの場合は「再診5分＋α」をもとに30分で4人の患者さんを診ています
週5日 1日8時間診て 1年で800人から900人くらいです
じゃやっぱり1人の患者さんに時間をかけて向き合うっていうのはムズカシイですねぇ…
……
診察時間の短さは僕らにとっても悩みの種です
たしかに〝徹底的に向き合う〟ことはひとつの理想の形だけれど
患者さん
「1日に10人だけに最高の医療を施す」と多くの患者さんを受付拒否にしてしまう可能性もある…

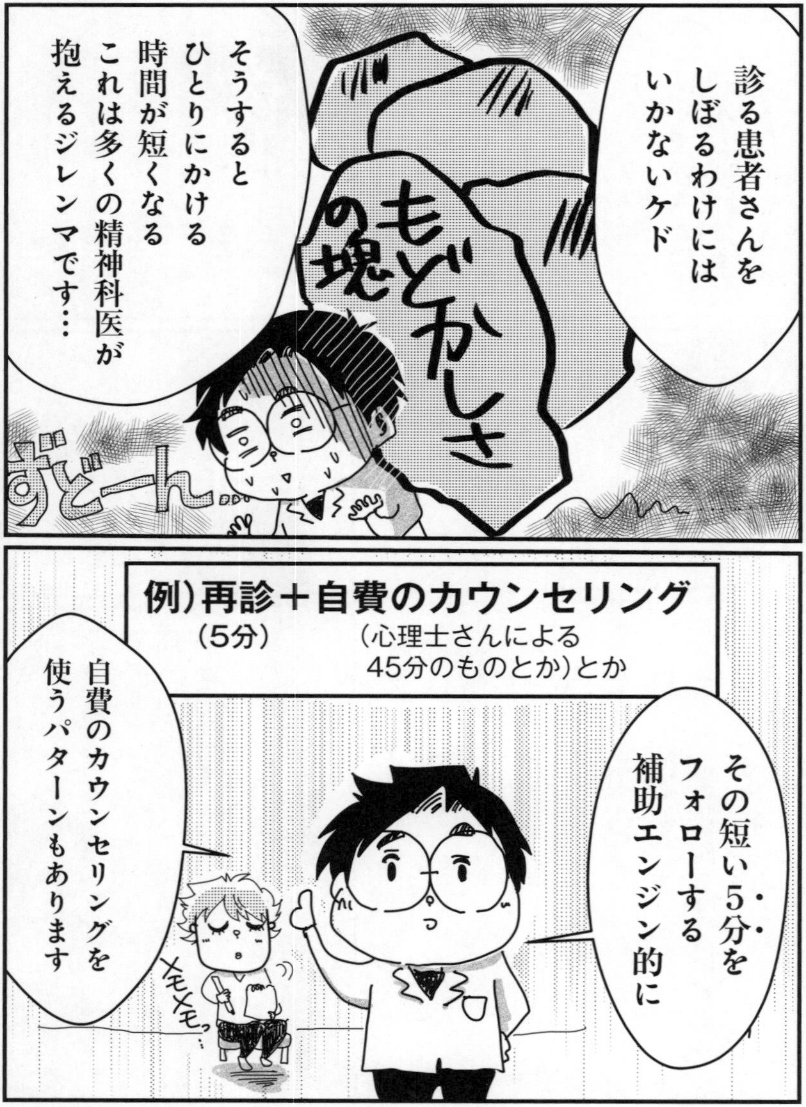
診る患者さんを
しぼるわけには
いかないケド
もどかしさの塊
そうすると
ひとりにかける
時間が短くなる
これは多くの精神科医が
抱えるジレンマです…
ずどーん…
例）再診＋自費のカウンセリング
（5分）（心理士さんによる
45分のものとか）とか
その短い・・5分を
フォローする
補助エンジン的に
自費のカウンセリングを
使うパターンもあります
メモメモっ…

◀解説と補足 P.38

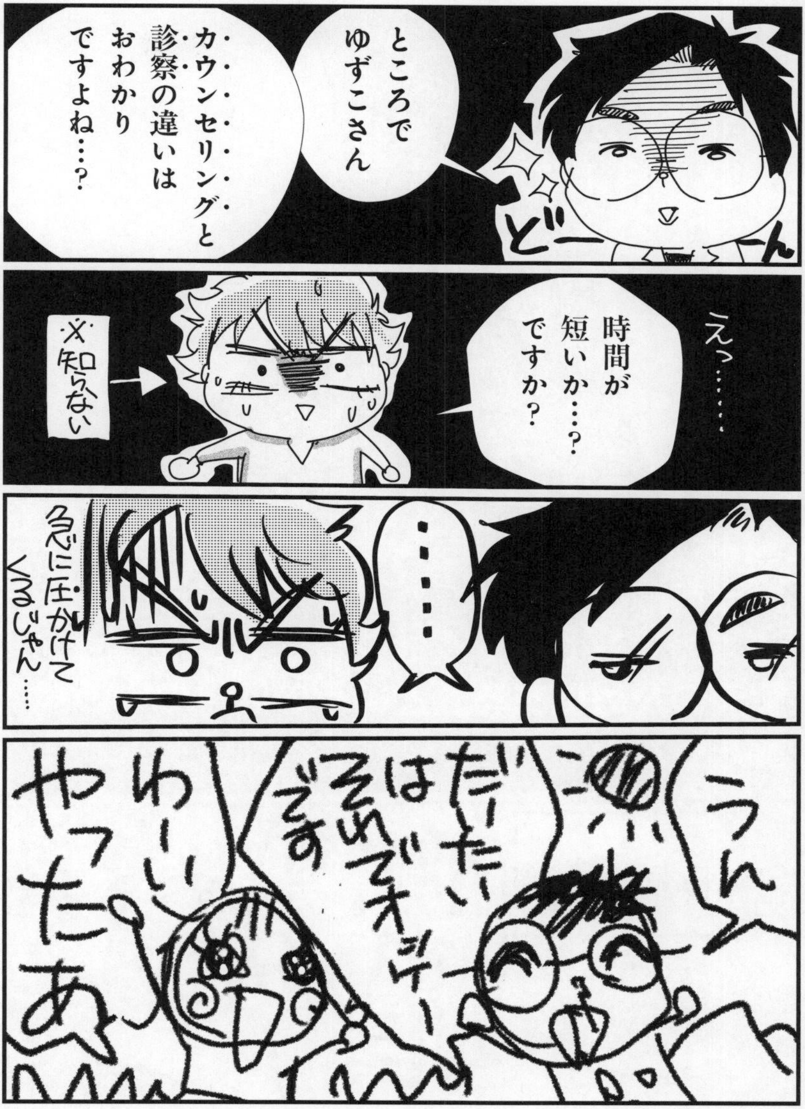
どーーん
ところで
ゆずこさん
カウンセリングと
診察の違いは
おわかり
ですよね…？
えっ……
時間が
短いか…？
ですか？
※知らない
……
急に圧かけて
くるじゃん……
うん
だいたい
は
それでオッケー
です
わーい
やったあ

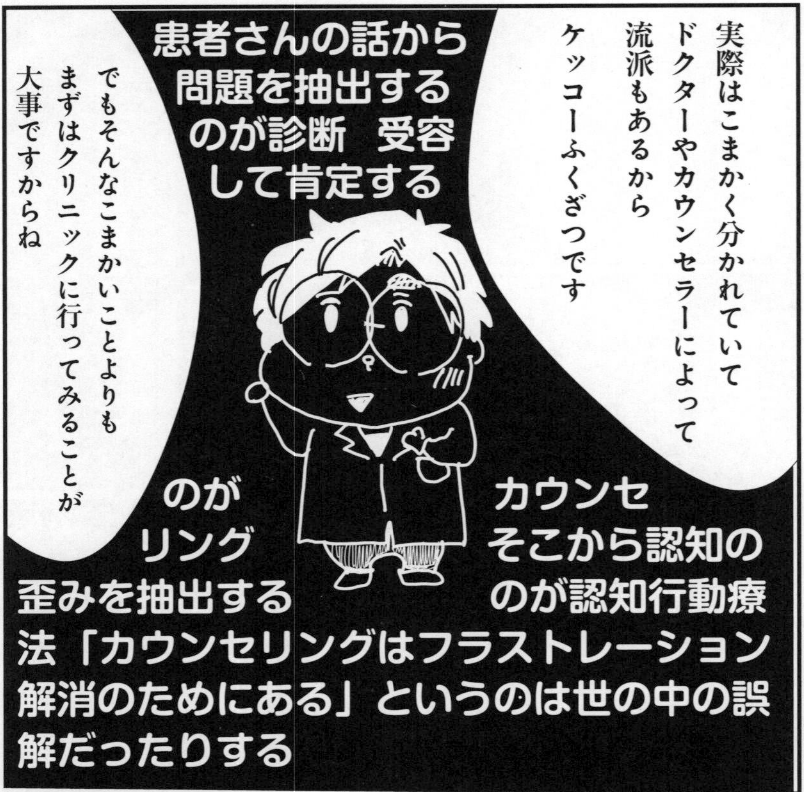
実際はこまかく分かれていて
ドクターやカウンセラーによって
流派もあるから
ケッコーふくざつです
患者さんの話から問題を抽出するのが診断 受容して肯定するのがカウンセリング そこから認知の歪みを抽出するのが認知行動療法「カウンセリングはフラストレーション解消のためにある」というのは世の中の誤解だったりする
でもそんなこまかいことよりも
まずはクリニックに行ってみることが
大事ですからね

◀解説と補足 P.39

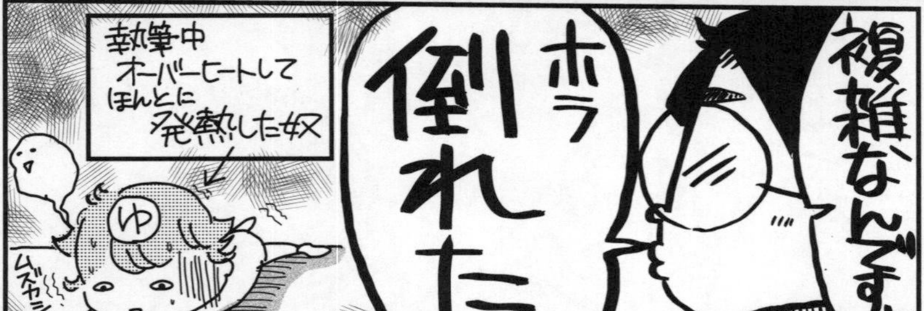
複雑なんですよ
ホラ
倒れた
執筆中
オーバーヒートして
ほんとに
発熱した奴
ゆ
ムズカシイ…

解説&補足❸ 初診前に準備しておくといい「医師に伝えたいこと」

益田：クリニックで最初に受ける診察を「初診」といい、2回目以降は「再診」といいます。初診は30分ほどです。全てのことを聞く時間は当然ないので、医師はポイントを押さえて聞いています。たとえば、①今の困りごと ②生活歴（自分史）や現在の病気、持病 ③家族について ④仕事のこと、休職を含めた相談など

聞き足りないことは2回目以降に聞くとして、急いで治療方針をなんとか決めようとしているイメージです。

僕のクリニックも含め、多くの精神科医のホームページには「初診の問診表」を載せているので、チェックしてみてください。そうすると効率よく診察の時間をつかえるので、医師側も大変助かります。

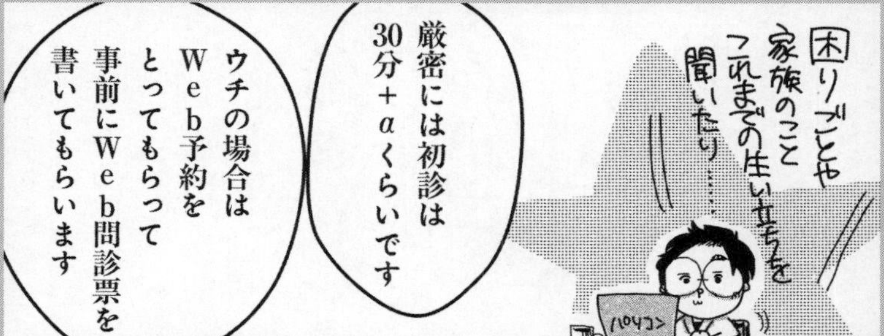
困りごとや家族のことこれまでの生い立ちを聞いたり……
厳密には初診は30分+αくらいです
ウチの場合はWeb予約をとってもらって事前にWeb問診票を書いてもらいます

解説&補足④

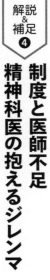

制度と医師不足 精神科医の抱えるジレンマ

益田：「徹底的に患者さんに向き合う」というのは、ひとつの理想の形だと思いますが、現実問題として、医師の頭数が足りません。患者さんをないがしろにしているのではないかと、誤解されることも多いのですが、患者さんの数に対して、医師の時間が足りないのです。

「初診の予約をしようとしたのに、数か月先になってしまった」という話も聞きます。治療を望んでいるのに、すぐにクリニックに行けないと悩んでいる方が全国各地にたくさんいるのです。

メンタルヘルスの関心が高まるにつれ、医師不足が深刻化しています。制度の見直しも必要でしょう。

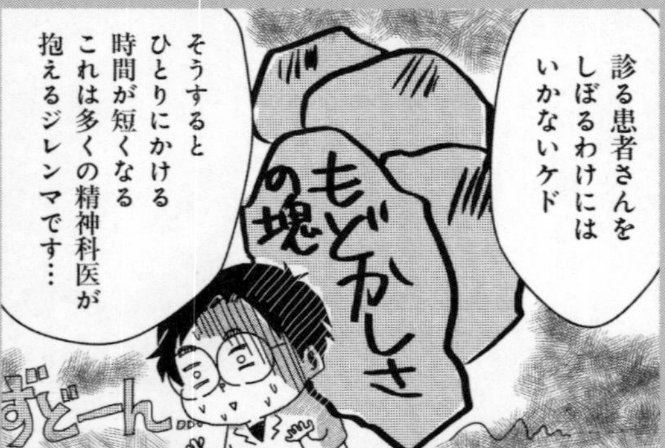
診る患者さんをしぼるわけにはいかないケド
そうするとひとりにかける時間が短くなるこれは多くの精神科医が抱えるジレンマです…
もどかしさの塊
ずどーん

解説&補足❺

診療やカウンセリング認知行動療法はどう違う？

益田：「診療」とは医師が診察することであり、「カウンセリング」は心理士が担当することが多いです。「認知行動療法」とは、心理士が行うカウンセリングの一種の技法を指します。

ですが、精神科医がカウンセリングをするところもありますし、短い時間の中で医師がカウンセリングや認知行動療法のエッセンスを織り交ぜることもあります。

ここらへんはややこしいので、患者さんもよく間違うポイントですね。

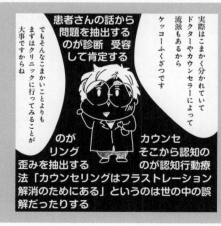

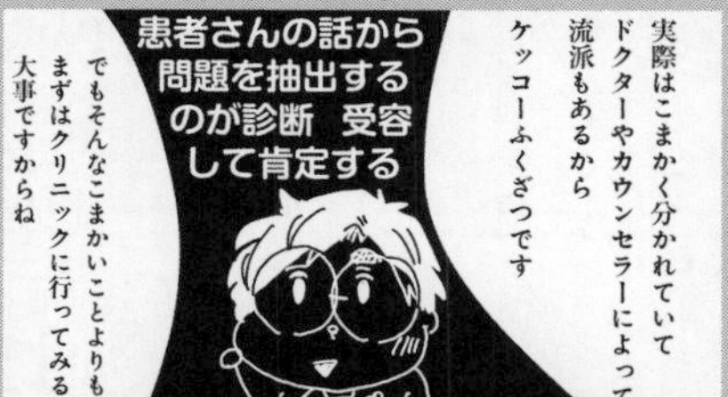
実際はこまかく分かれていて
ドクターやカウンセラーによって
流派もあるから
ケッコーふくざつです
患者さんの話から
問題を抽出する
のが診断　受容
して肯定する
のが
カウンセ
リング
そこから認知の
歪みを抽出する
のが認知行動療
法「カウンセリングはフラストレーション
解消のためにある」というのは世の中の誤
解だったりする
でもそんなこまかいことよりも
まずはクリニックに行ってみることが
大事ですからね

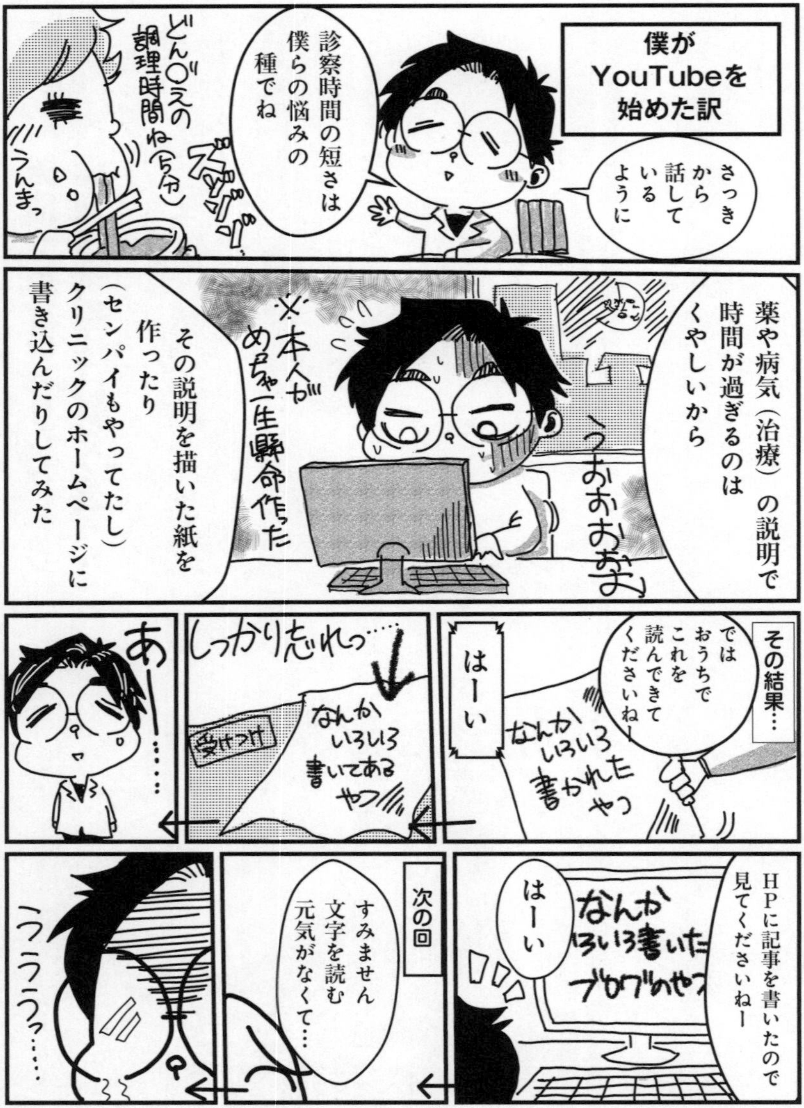
僕が
YouTubeを
始めた訳
さっきから話しているように
診察時間の短さは僕らの悩みの種でね
どん○えの調理時間ね(5分)
うんまっ
薬や病気（治療）の説明で時間が過ぎるのはくやしいから
うおおおお
※本人がめちゃ一生懸命作った
その説明を描いた紙を作ったり（センパイもやってたし）クリニックのホームページに書き込んだりしてみた
その結果…
ではおうちでこれを読んできてくださいねー
はーい
なんかいろいろ書かれたやつ
しっかり忘れっ……
受けつけ
なんかいろいろ書いてあるやつ
あー……
HPに記事を書いたので見てくださいねー
はーい
なんかいろいろ書いたブログのやつ
次の回
すみません文字を読む元気がなくて…
ううううっ……

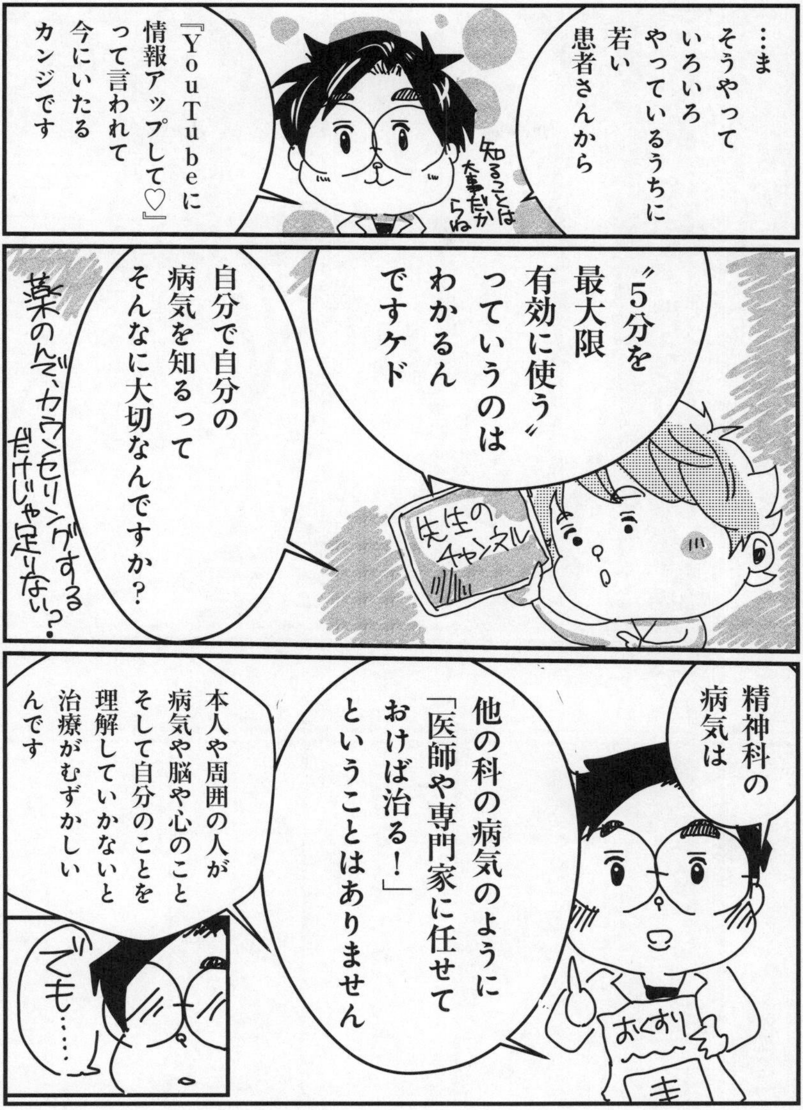
…ま
そうやって
いろいろ
やっているうちに
若い
患者さんから
知ることは大事だからね
『YouTubeに
情報アップして♡』
って言われて
今にいたる
カンジです
〝5分を
最大限
有効に使う〟
っていうのは
わかるん
ですケド
先生のチャンネル
自分で自分の
病気を知るって
そんなに大切なんですか?
薬のんで、カウンセリングするだけじゃ足りない?
精神科の
病気は
他の科の病気のように
「医師や専門家に任せて
おけば治る!」
ということはありません
おくすり
本人や周囲の人が
病気や脳や心のこと
そして自分のことを
理解していかないと
治療がむずかしい
んです
でも……

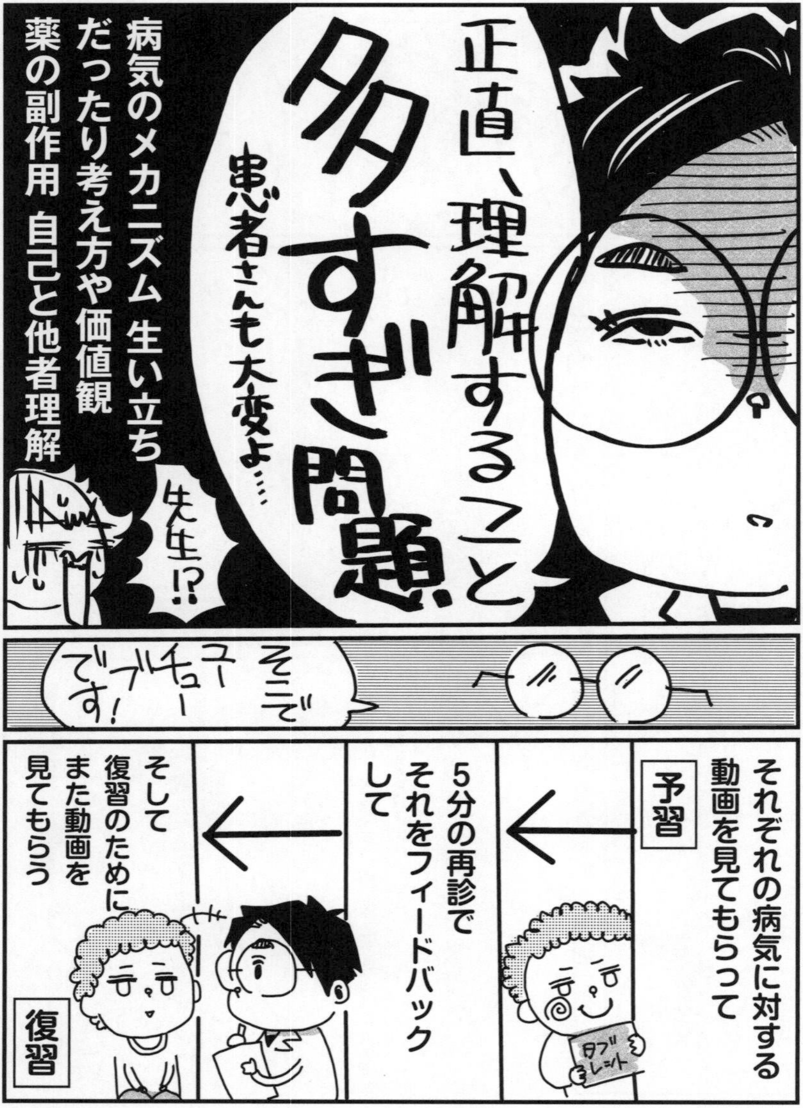
病気のメカニズム 生い立ち
だったり考え方や価値観
薬の副作用 自己と他者理解
正直、理解すること多すぎ問題
患者さんも大変よ…
先生!?
そこでチューブです!
それぞれの病気に対する動画を見てもらって
予習
タブレット
5分の再診でそれをフィードバックして
そして復習のためにまた動画を見てもらう
復習

◀解説と補足 P.44

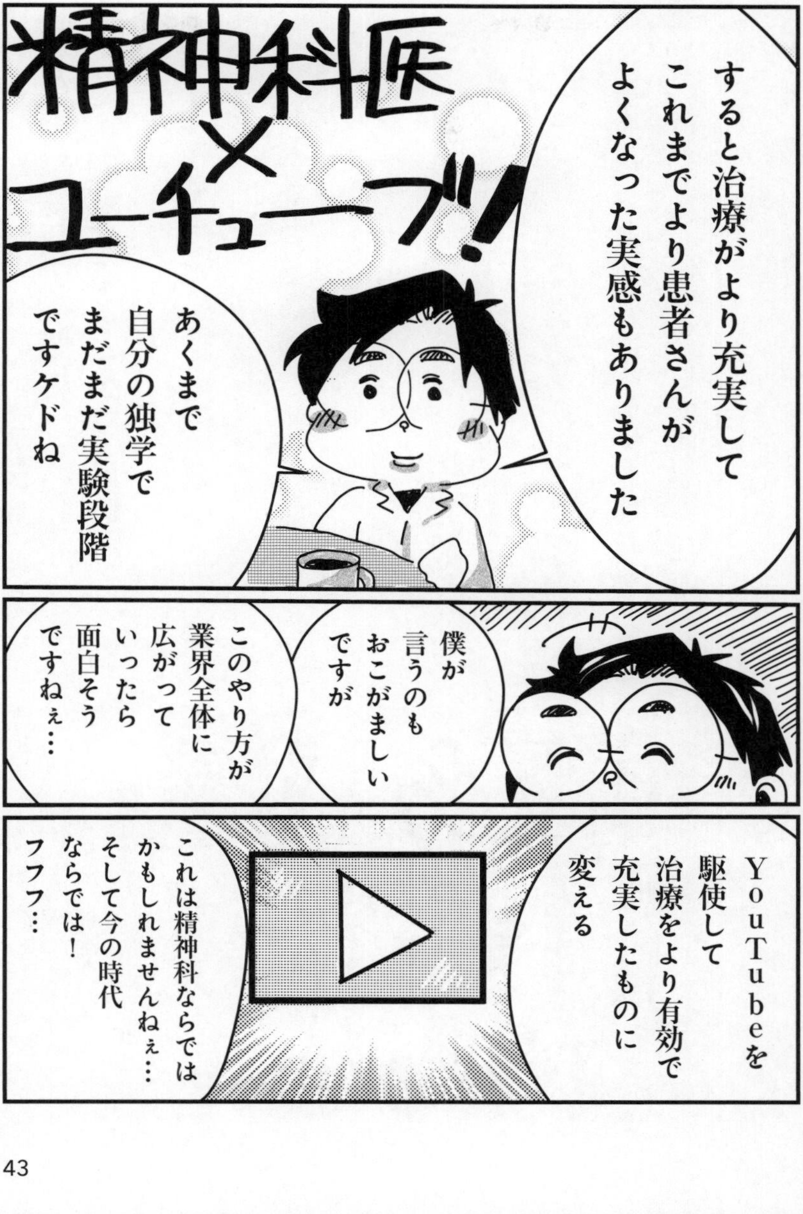
すると治療がより充実してこれまでより患者さんがよくなった実感もありました
精神科医×ユーチューブ!
あくまで自分の独学でまだまだ実験段階ですケドね
僕が言うのもおこがましいですが
このやり方が業界全体に広がっていったら面白そうですねぇ…
YouTubeを駆使して治療をより有効で充実したものに変える
これは精神科ならではかもしれませんねぇ…そして今の時代ならでは！フフフ…

▶解説と補足 P.45

解説&補足❻

精神科の病気は理解すること多すぎ問題

益田：治療を進める中で大切なのは、患者さんが知識をつけること、とくに自分や他者を理解することです。これらには「知る痛み」がつきまといます。事前に説明の動画を見ることで、あらかじめ準備ができるので、「知る痛み」も少し軽減されます。

運動不足の人が、突然走り始めると、ケガをしますよね。毎日、少しでも運動するのがよいのと同じで、少しでも試聴を続けていけば、知る痛みへの抵抗感も減ります。

治療の合間に、僕のYouTubeを見て知識をつけてもらったり、社会ってこうなっているんだと理解してくださいね。

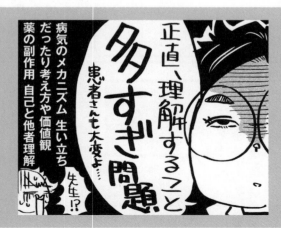

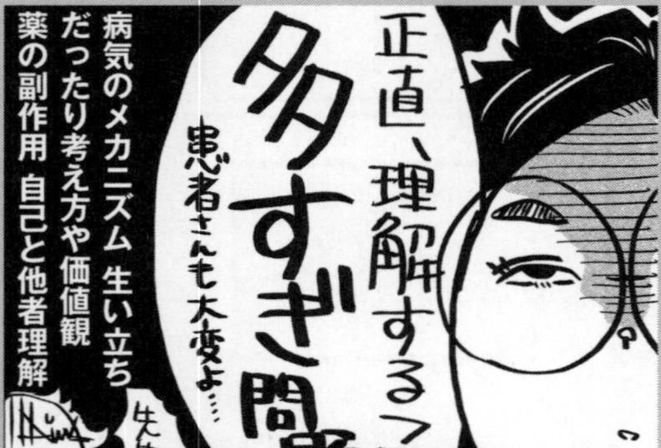
正直、理解すること
多すぎ問題
患者さんも大変よ……
先生!?
病気のメカニズム 生い立ち
だったり考え方や価値観
薬の副作用 自己と他者理解

解説&補足❼ 精神科医×YouTubeの化学反応とは

益田：一般的な内科の病気のように、薬物治療がメインならば、そこまで動画で学ぶ必要はありません。ただ、心の治療は身体疾患の治療とは異なり、カウンセリング的な要素がとても重要で、すなわち、学びや考える時間が必要なのです。

自分から積極的に治療に臨む、心の仕組みを学ぼうとする姿勢が不可欠です。そこで、僕のYouTubeの動画を活用してもらうと、治療効果が高まるのかなと思います。つまり、動画で予習をし、診察ではわからないことを聞くという、反転学習として活用することが治療を促進すると思います。

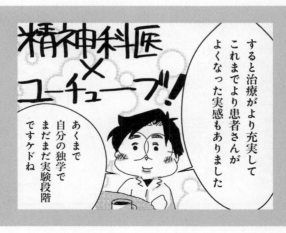

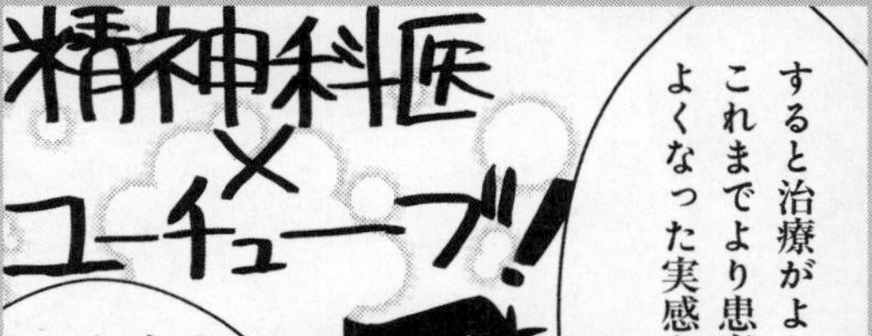
精神科医
×
ユーチューブ！
すると治療がより充実してこれまでより患者さんがよくなった実感もありました
あくまで自分の独学でまだまだ実験段階ですケドね

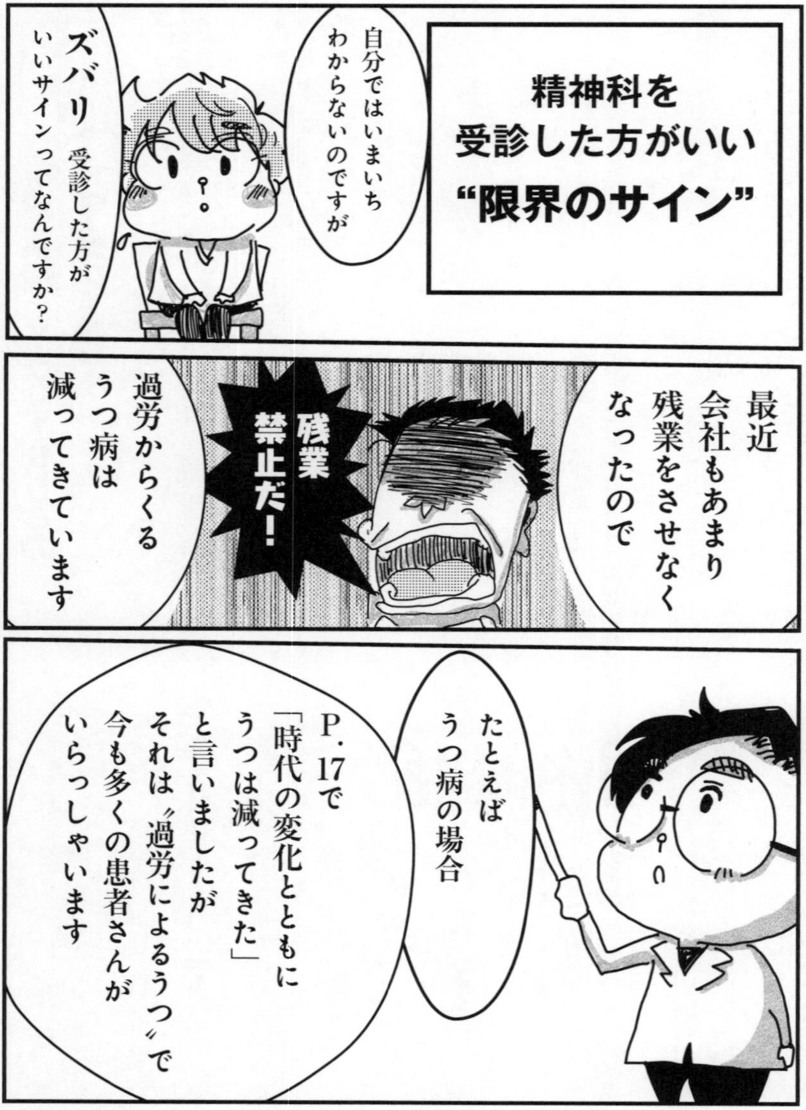

精神科を受診した方がいい“限界のサイン”
自分ではいまいちわからないのですが
ズバリ 受診した方がいいサインってなんですか？
最近会社もあまり残業をさせなくなったので
残業禁止だ！
過労からくるうつ病は減ってきています
たとえばうつ病の場合
P.17で「時代の変化とともにうつは減ってきた」と言いましたがそれは〝過労によるうつ〟で今も多くの患者さんがいらっしゃいます

▶解説と補足 P.56

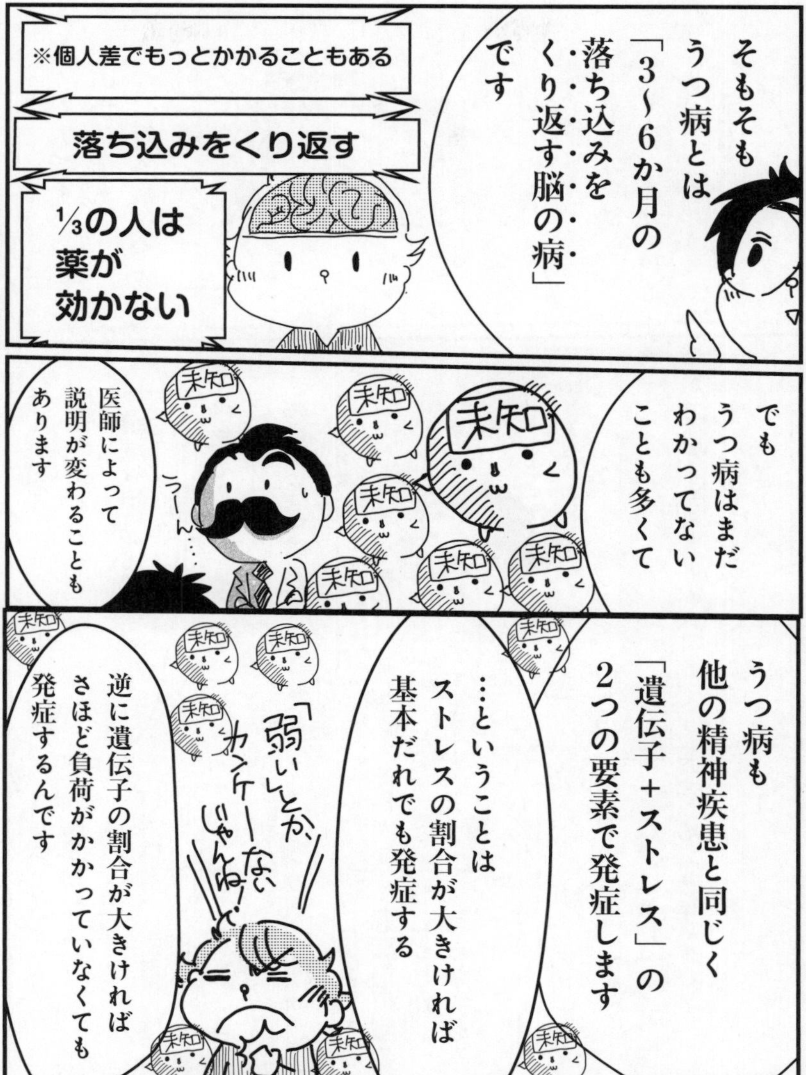
そもそもうつ病とは「3〜6か月の落ち込みを・・・・くり返す脳の病」です
※個人差でもっとかかることもある
落ち込みをくり返す
⅓の人は薬が効かない
でもうつ病はまだわかってないことも多くて
未知
うーん…
医師によって説明が変わることもあります
うつ病も他の精神疾患と同じく「遺伝子＋ストレス」の2つの要素で発症します
…ということはストレスの割合が大きければ基本だれでも発症する
「弱い」とか、カンケーないじゃんね！
逆に遺伝子の割合が大きければさほど負荷がかかっていなくても発症するんです

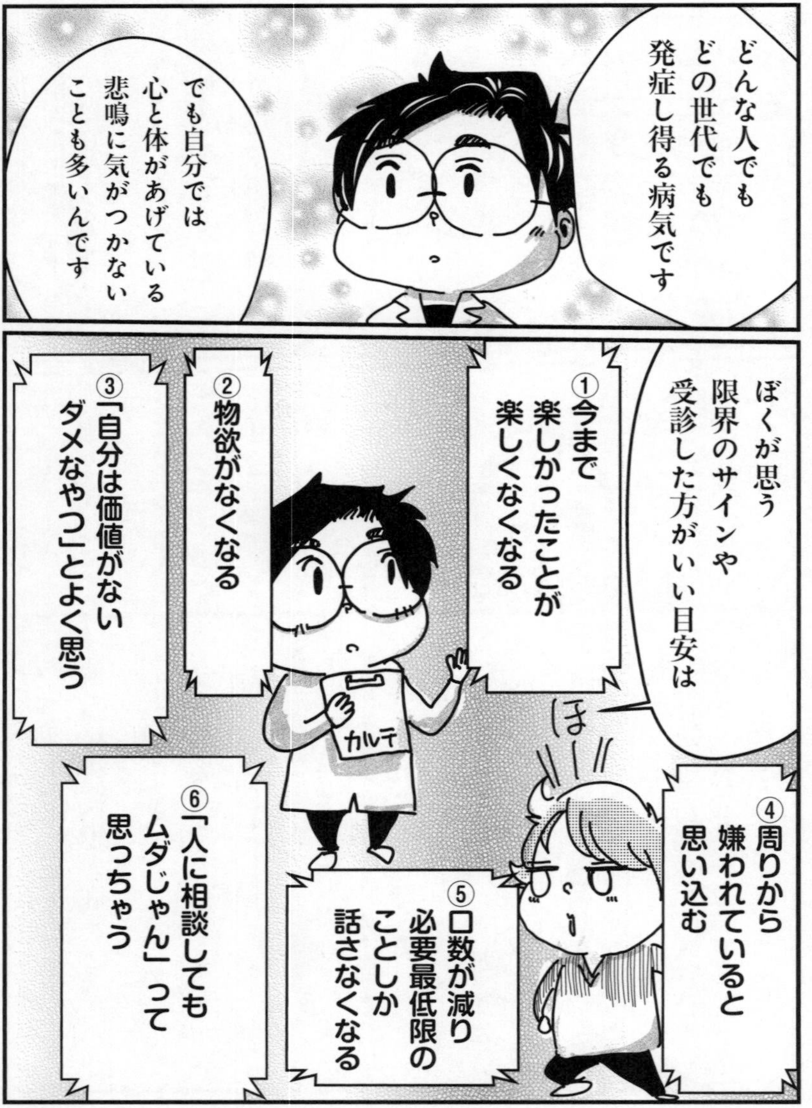
どんな人でもどの世代でも発症し得る病気です
でも自分では心と体があげている悲鳴に気がつかないことも多いんです
ぼくが思う限界のサインや受診した方がいい目安は
①今まで楽しかったことが楽しくなくなる
②物欲がなくなる
③「自分は価値がないダメなやつ」とよく思う
カルテ
ほー
④周りから嫌われていると思い込む
⑤口数が減り必要最低限のことしか話さなくなる
⑥「人に相談してもムダじゃん」って思っちゃう

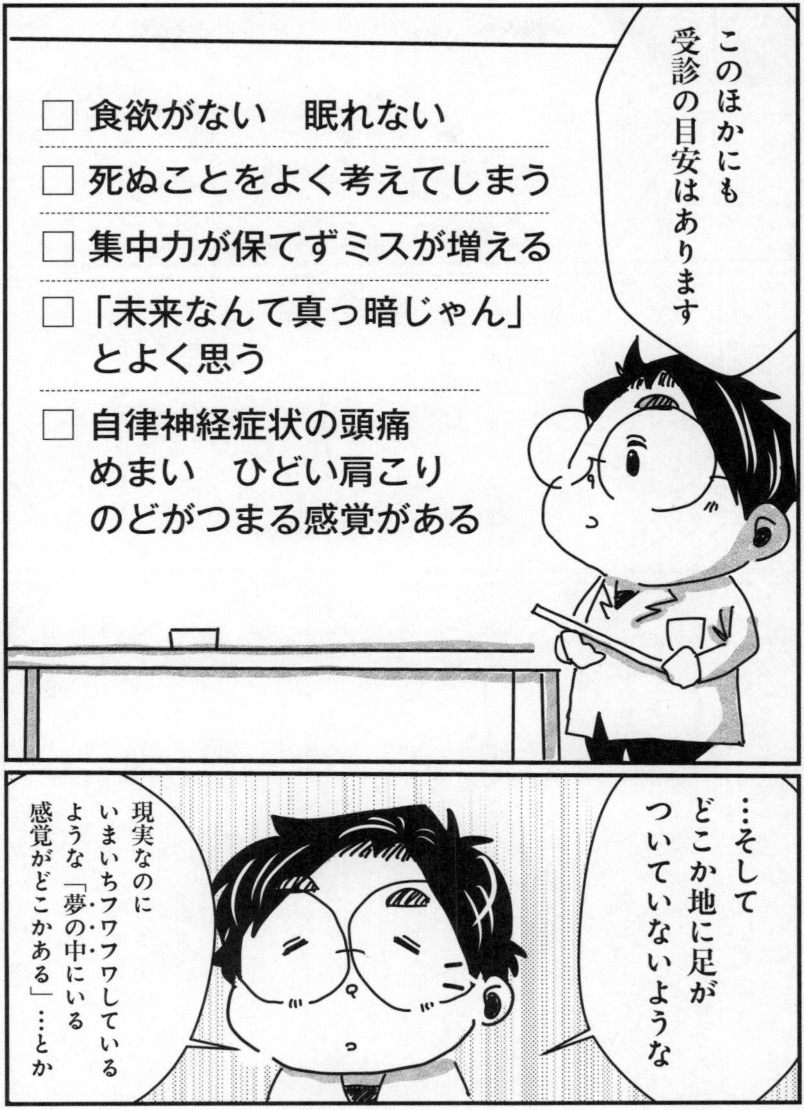
このほかにも
受診の目安はあります
□ 食欲がない　眠れない
□ 死ぬことをよく考えてしまう
□ 集中力が保てずミスが増える
□「未来なんて真っ暗じゃん」とよく思う
□ 自律神経症状の頭痛　めまい　ひどい肩こり　のどがつまる感覚がある
…そして
どこか地に足がついていないような
現実なのにいまいちフワフワしているような「夢の中にいる感覚がどこかある」…とか

▶解説と補足 P.57

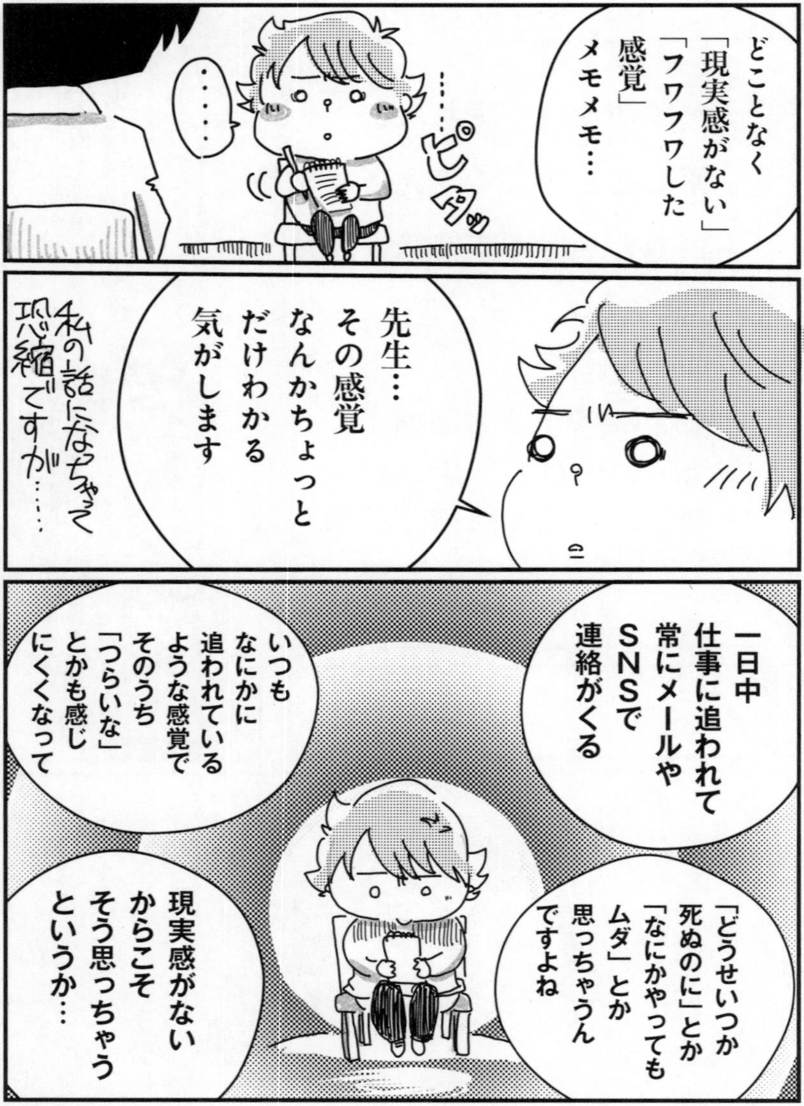
どことなく「現実感がない」「フワフワした感覚」メモメモ…
……ピタッ
……
先生…その感覚なんかちょっとだけわかる気がします
私の話になっちゃって恐縮ですが……
一日中仕事に追われて常にメールやSNSで連絡がくる
いつもなにかに追われているような感覚でそのうち「つらいな」とかも感じにくくなって
「どうせいつか死ぬのに」とか「なにかやってもムダ」とか思っちゃうんですよね
現実感がないからこそそう思っちゃうというか…

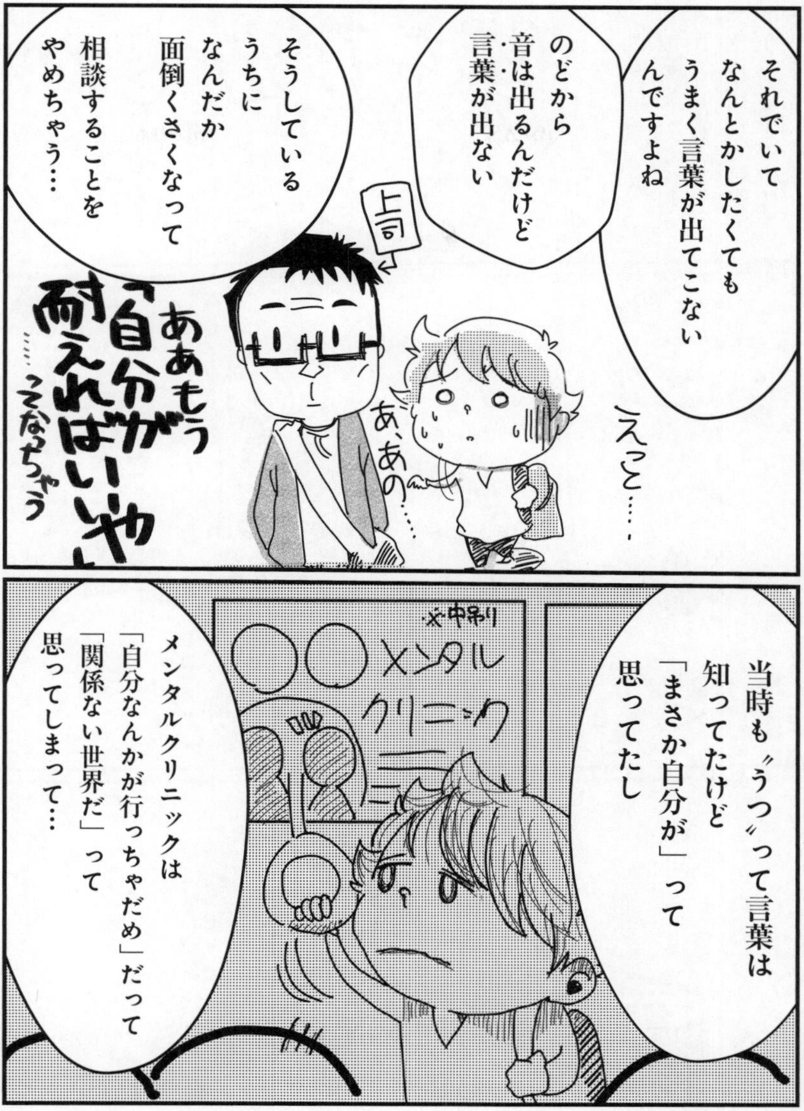
それでいて
なんとかしたくても
うまく言葉が出てこない
んですよね
のどから
音は出るんだけど
言葉が出ない
上司
えっと…
あ、あの…
そうしている
うちに
なんだか
面倒くさくなって
相談することを
やめちゃう…
ああもう「自分が耐えればいいや
ってなっちゃう
当時も〝うつ〟って言葉は
知ってたけど
「まさか自分が」って
思ってたし
※中吊り
メンタルクリニック
メンタルクリニックは
「自分なんかが行っちゃだめ」だって
「関係ない世界だ」って
思ってしまって…

▶解説と補足 P.58

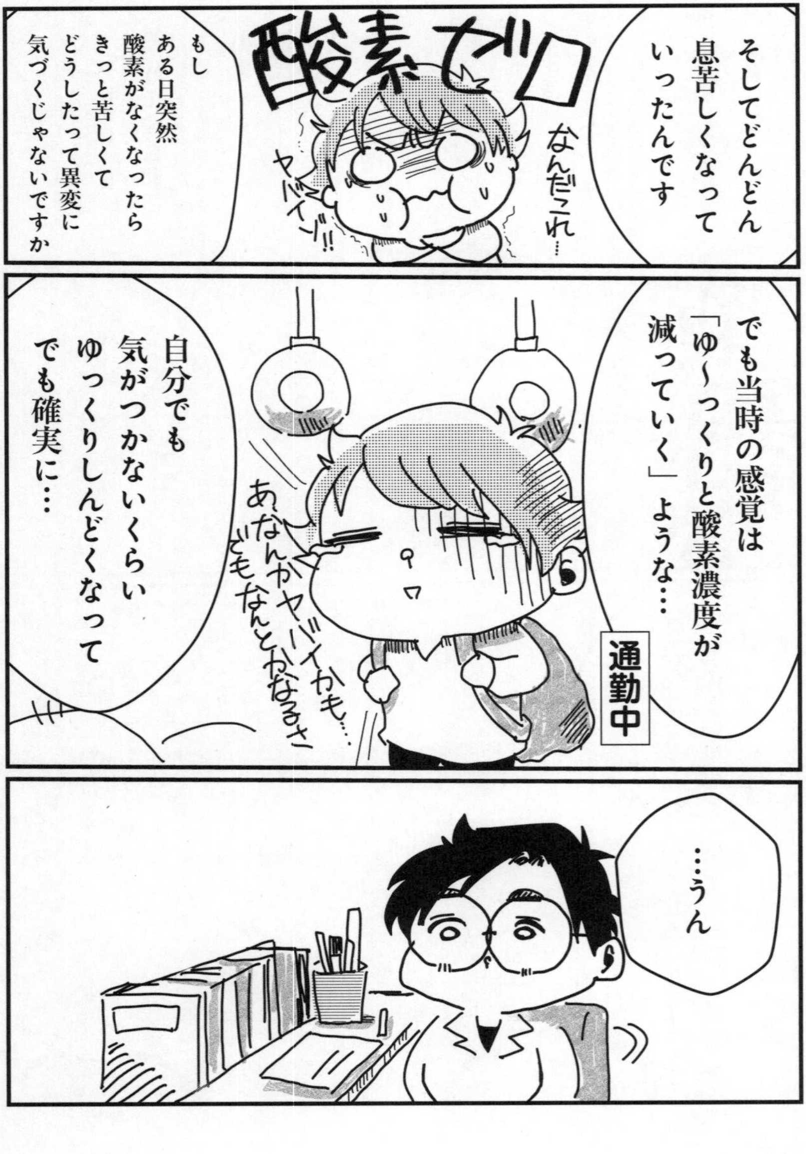
そしてどんどん息苦しくなっていったんです
酸素ゼロ
なんだこれ…
ヤバイーー!!
もしある日突然酸素がなくなったらきっと苦しくてどうしたって異変に気づくじゃないですか
でも当時の感覚は「ゆ～っくりと酸素濃度が減っていく」ような…
通勤中
あなんかヤバイかも…
でもなんとかなるさ
自分でも気がつかないくらいゆっくりしんどくなってでも確実に…
…うん

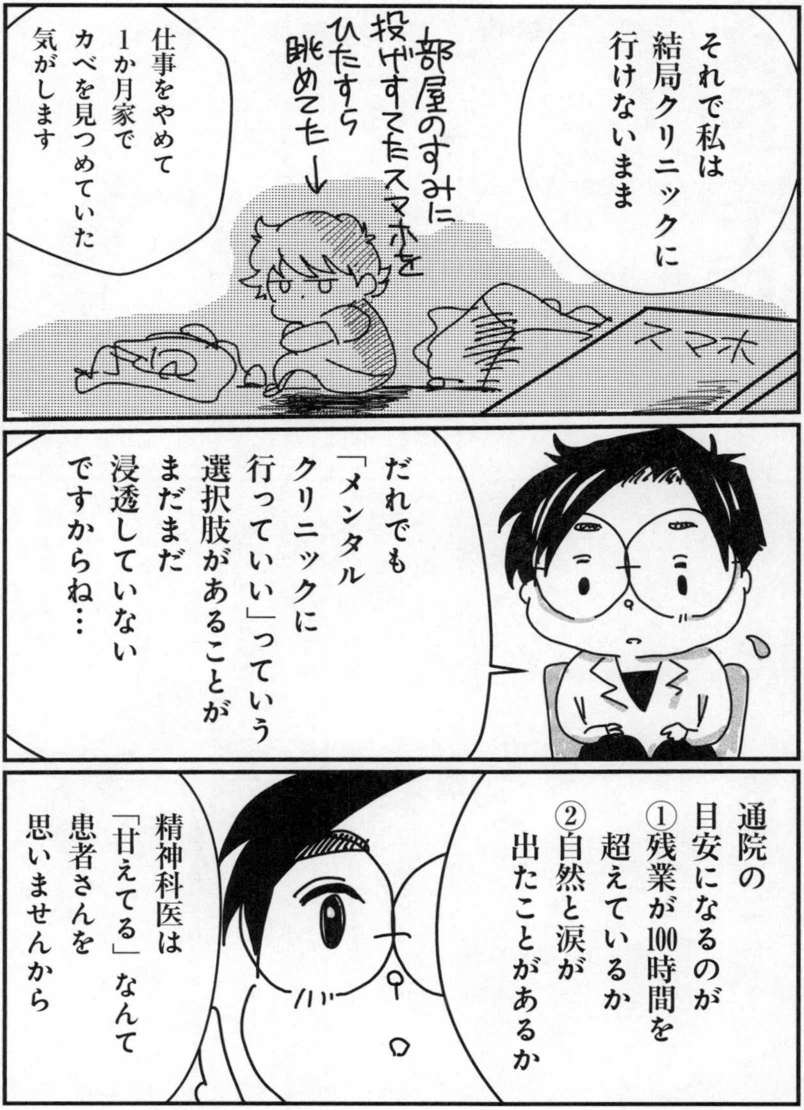
それで私は
結局クリニックに
行けないまま
部屋のすみに
投げすてたスマホを
ひたすら
眺めてた↓
仕事をやめて
1か月家で
カベを見つめていた
気がします
スマホ
だれでも
「メンタル
クリニックに
行っていい」っていう
選択肢があることが
まだまだ
浸透していない
ですからね…
通院の
目安になるのが
①残業が100時間を
超えているか
②自然と涙が
出たことがあるか
精神科医は
「甘えてる」なんて
患者さんを
思いませんから

▶解説と補足P.59

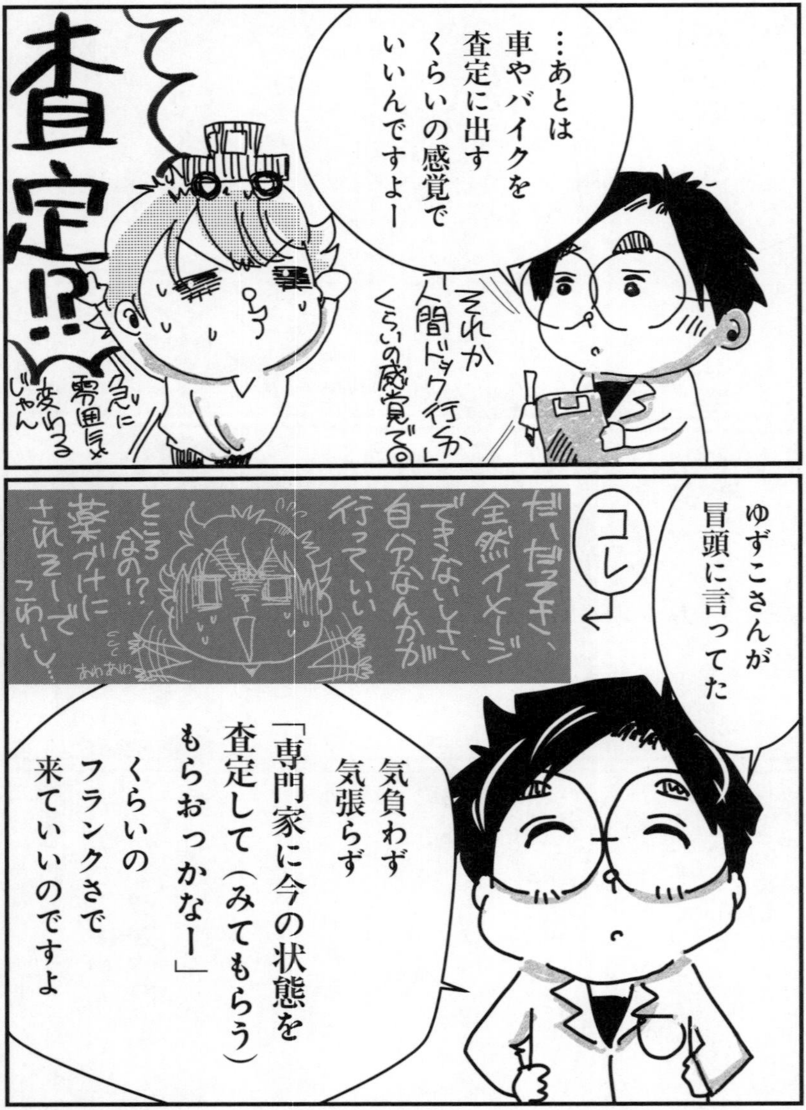
…あとは車やバイクを査定に出すくらいの感覚でいいんですよー
それか「人間ドック行く」くらいの感覚で◎
査定!?
急に雰囲気変わるじゃん
ゆずこさんが冒頭に言ってた
コレ
だ、だってさ、全然イメージできないしさ、自分なんかが行っていいところなの!? 薬づけにされそーでこわいー!
気負わず気張らず「専門家に今の状態を査定して(みてもらう)もらおっかなー」くらいのフランクさで来ていいのですよ

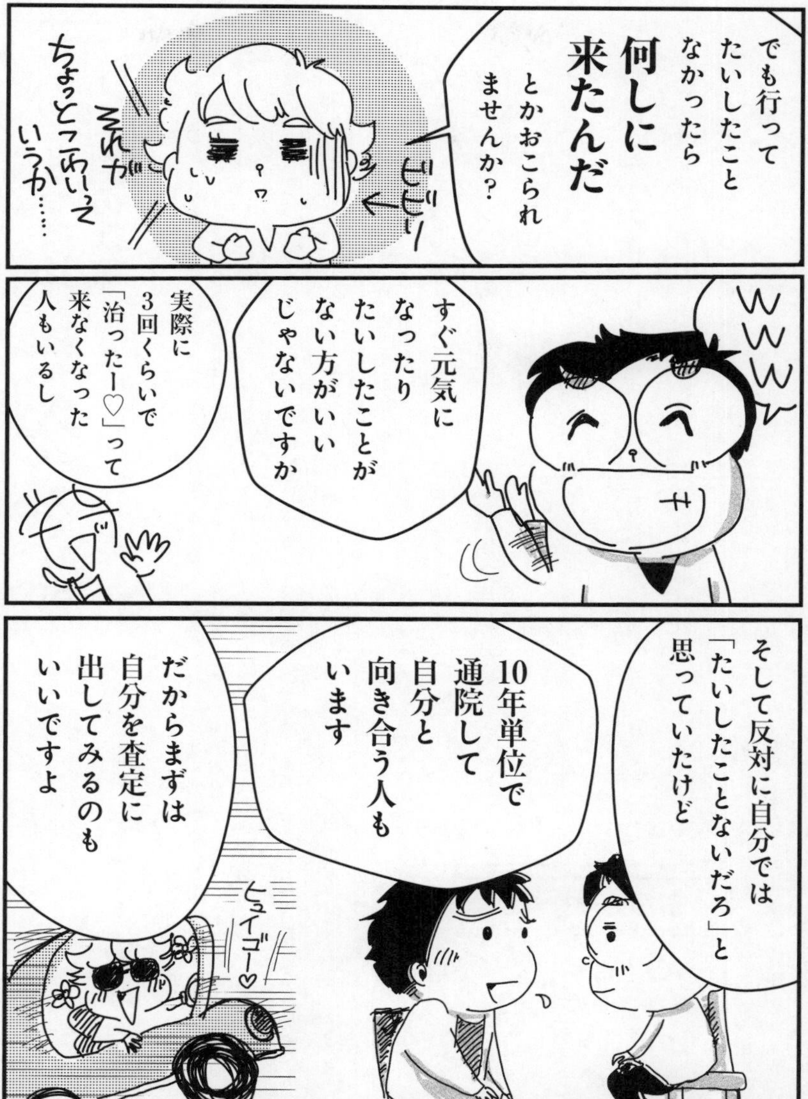
でも行って たいしたこと なかったら 何しに 来たんだ とかおこられ ませんか?
ビビリ
それがちょっとこわいって いうか……
WWW
すぐ元気に なったり たいしたことが ない方がいい じゃないですか
実際に 3回くらいで 「治ったー♡」って 来なくなった 人もいるし
そして反対に自分では 「たいしたことないだろ」と 思っていたけど
10年単位で 通院して 自分と 向き合う人も います
だからまずは 自分を査定に 出してみるのも いいですよ
ヒュイゴー♡

解説&補足 ❽

うつ病は、落ち込みをくり返す脳の病気

益田：うつ病は落ち込みをくり返す脳の病気です。落ち込みといっても、ただやる気が出ない、といったものから、悲しくなる、食べられない、眠れない、楽しくない、お金に対して心配が増える、人に会いたくない、イライラする、攻撃的になる…などさまざまです。

知っておいてほしいことは、①回復には時間がかかること。半年ぐらいの休職は普通で、1年半（傷病手当が支給される期限ぎりぎりまで）休む人も多いこと　②3分の1の人は薬が効かない（ほかに、薬を飲まなくても自然経過の中で治る人、薬を飲んだ方が早く治る人がいる）③途中で躁状態になり、診断が双極性障害に変更になることも珍しくないこと、などが挙げられます。

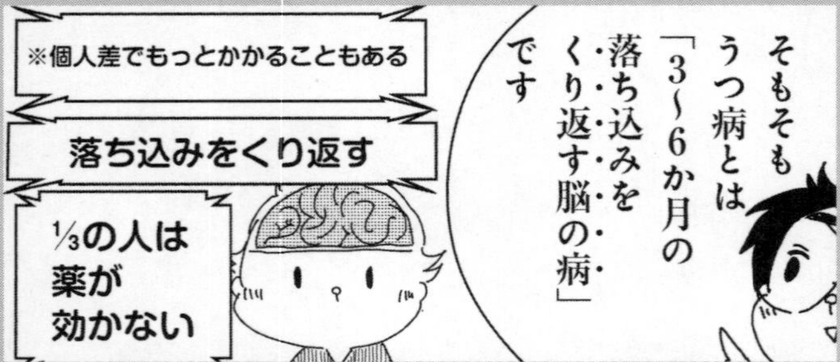

そもそもうつ病とは「3~6か月の落ち込みをくり返す脳の病」です
※個人差でもっとかかることもある
落ち込みをくり返す
⅓の人は薬が効かない

解説&補足❾

自分の〝限界のサイン〟を見逃さないで

益田：僕の体感的な統計では、精神（疾患）に対して理解のある人は、職場や友人、家族の中ではだいたい3割くらい。反対にまったく理解のない人が3割で、残りの4割が無関心といったところでしょうか。

状況や症状によりますが、精神疾患で休職になるケースは多いです。休職期間は1か月では短いでしょう。仕事の引き継ぎや復職の準備で、最初と最後の計3週間くらいは休めません。社会保険の場合は『傷病手当金』という制度があるので、休職期間でも給料の6割をもらうことができます。また、「退職をするつもりなので、休職せずに辞める」という方もいますが、まずは休職して傷病手当をもらいながら検討すればよいのではないでしょうか。

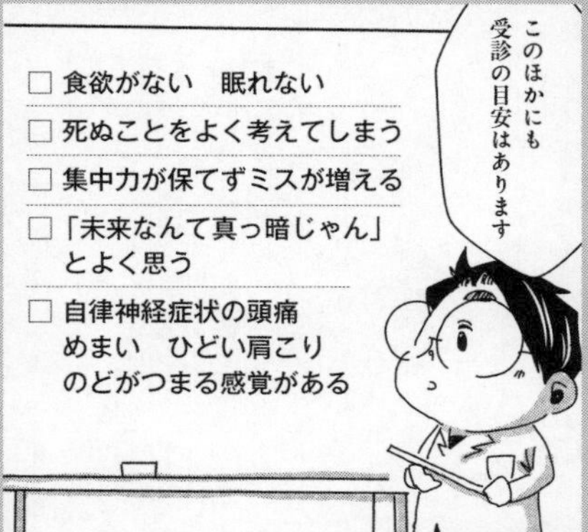
□ 食欲がない　眠れない
□ 死ぬことをよく考えてしまう
□ 集中力が保てずミスが増える
□「未来なんて真っ暗じゃん」とよく思う
□ 自律神経症状の頭痛 めまい　ひどい肩こり のどがつまる感覚がある
このほかにも受診の目安はあります

解説&補足⑩

自分なんかが行っちゃだめだと思ってた

ゆずこ：自分がどんなに大変な状況におかれていても、「これは精神疾患かもしれない」「専門の病院に行こう」という発想にならない人もきっと多いのだろうなと思います。突然大変な状況になったらすぐ検索するかもしれませんが、しんどさはじっくりと時間をかけて、でも確実に心と体を蝕《むしば》んでくるからです。

諸説ありますが、『ゆでガエルの理論』というものがあって、「熱湯に入れられたカエルはすぐに飛び出すけれど、水から徐々に温度を上げると、熱湯に気がつかずにそのまま…」というもので、まさにそんな感じです。「メンタルクリニックは、〝私なんかの軽傷（勝手にそう思い込んでいた）〟が行っちゃだめだ」と思っていた当時の自分に、この本を渡したかったなぁ。

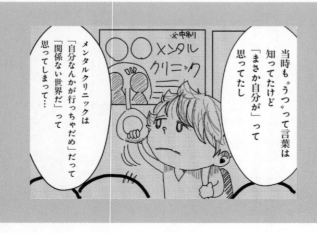

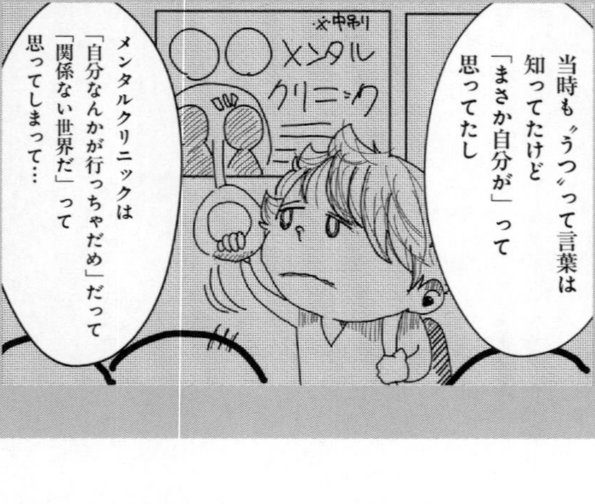
当時も〝うつ〟って言葉は知ってたけど「まさか自分が」って思ってたし
※中刷り
メンタルクリニック
メンタルクリニックは「自分なんかが行っちゃだめ」だって「関係ない世界だ」って思ってしまって…

解説＆補足⑪

部屋の隅でひたすら「生きづらさ」を感じていました

ゆずこ：私の場合、大学在学時から数年間、週刊誌の芸能班や事件担当の記者として活動していました。平均睡眠時間は3時間。そして、ある日ストレスが爆発して思考停止…。

ちなみに、ひと昔前は、ドラマで刑事さんが張り込みするといったら「牛乳とあんパン」が鉄板アイテムでした。でも、私の張り込みのリアルは、「ブリトーと10秒チャージできる飲みもの」です。

ポロポロとこぼれずに、急な移動のときには、さっとカバンにしまえるものがベスト。冬はあったかいドリンクで暖をとって、なんとか生き延びていました。使いきりカイロは、最低10個は常備です。ちなみに今の私は、そこそこ元気です。

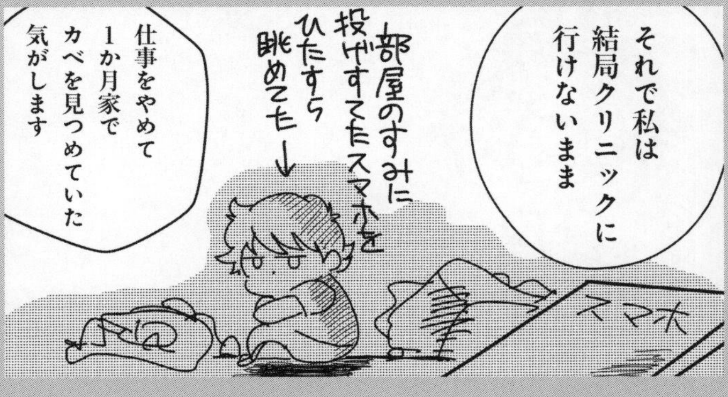
それで私は
結局クリニックに
行けないまま
部屋のすみに
投げすてたスマホを
ひたすら
眺めてた
スマホ
仕事をやめて
1か月家で
カベを見つめていた
気がします

裕介です
…YouTubeとかやってますけど
同業者の先生方に
「おまえごときが何言ってんだ!」って
言われていないか
不安です…
裕介です…
裕介です…

↓意外と小心者らしい

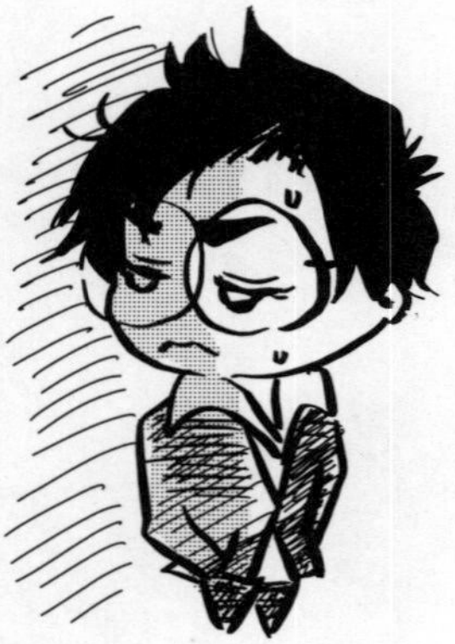

第2章

精神科医はどうやって治療するの？

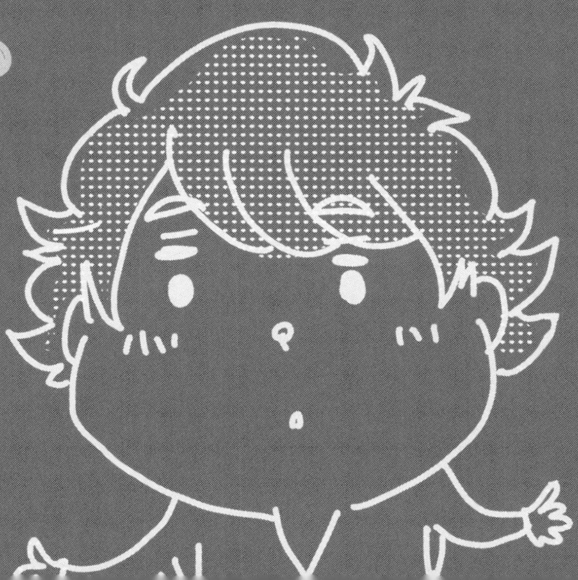

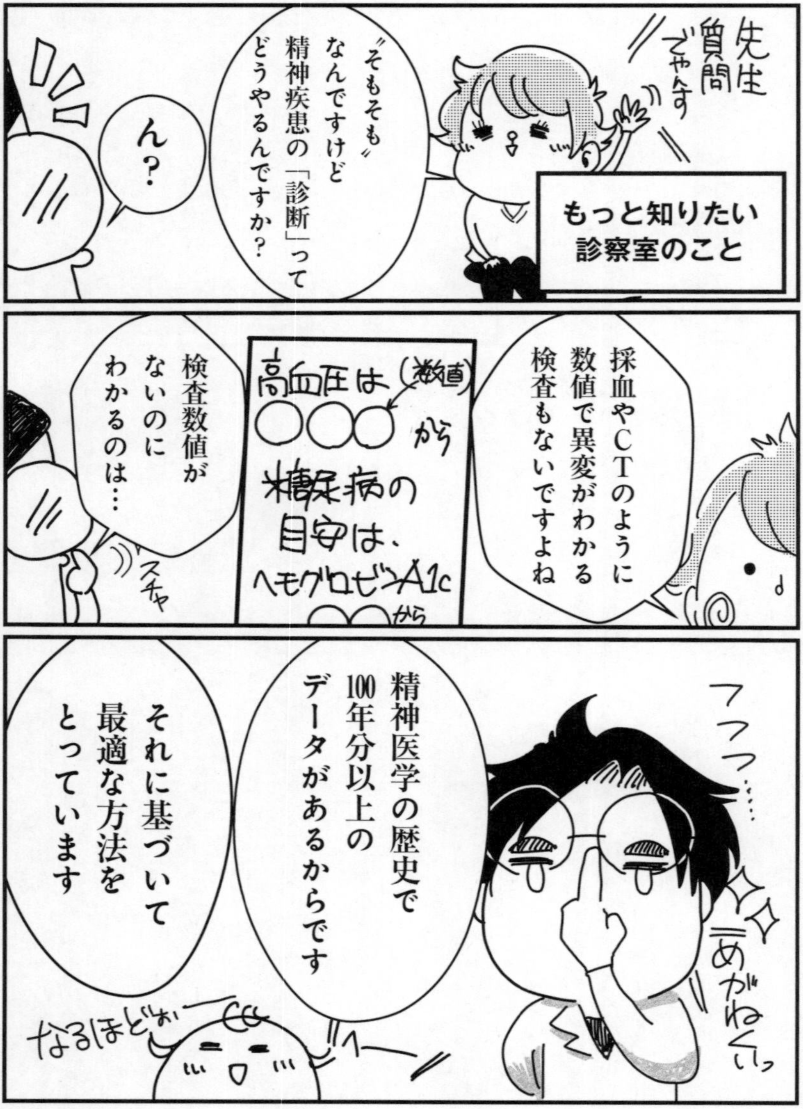
先生 質問でやんす
もっと知りたい 診察室のこと
〝そもそも〟なんですけど精神疾患の「診断」ってどうやるんですか?
ん?
採血やCTのように数値で異変がわかる検査もないですよね
高血圧は(数値)○○○から
糖尿病の目安は、ヘモグロビンA1c ○○から
スチャ
検査数値がないのにわかるのは…
フフフ……
精神医学の歴史で100年分以上のデータがあるからです
それに基づいて最適な方法をとっています
めがねくいっ
なるほどぉー
へー

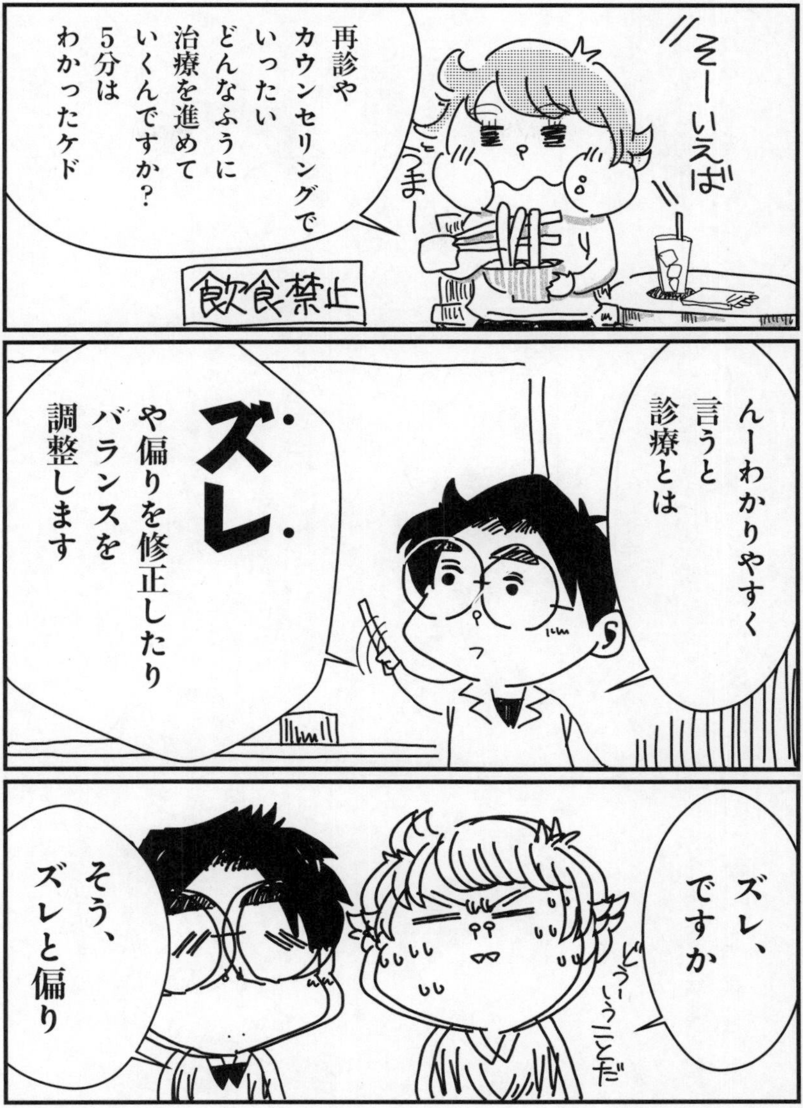
そーいえば
うまー
再診やカウンセリングでいったいどんなふうに治療を進めていくんですか？5分はわかったケド
飲食禁止
んーわかりやすく言うと診療とは
ズレ・や偏りを修正したりバランスを調整します
ズレ、ですか
どういうことだ
そう、ズレと偏り

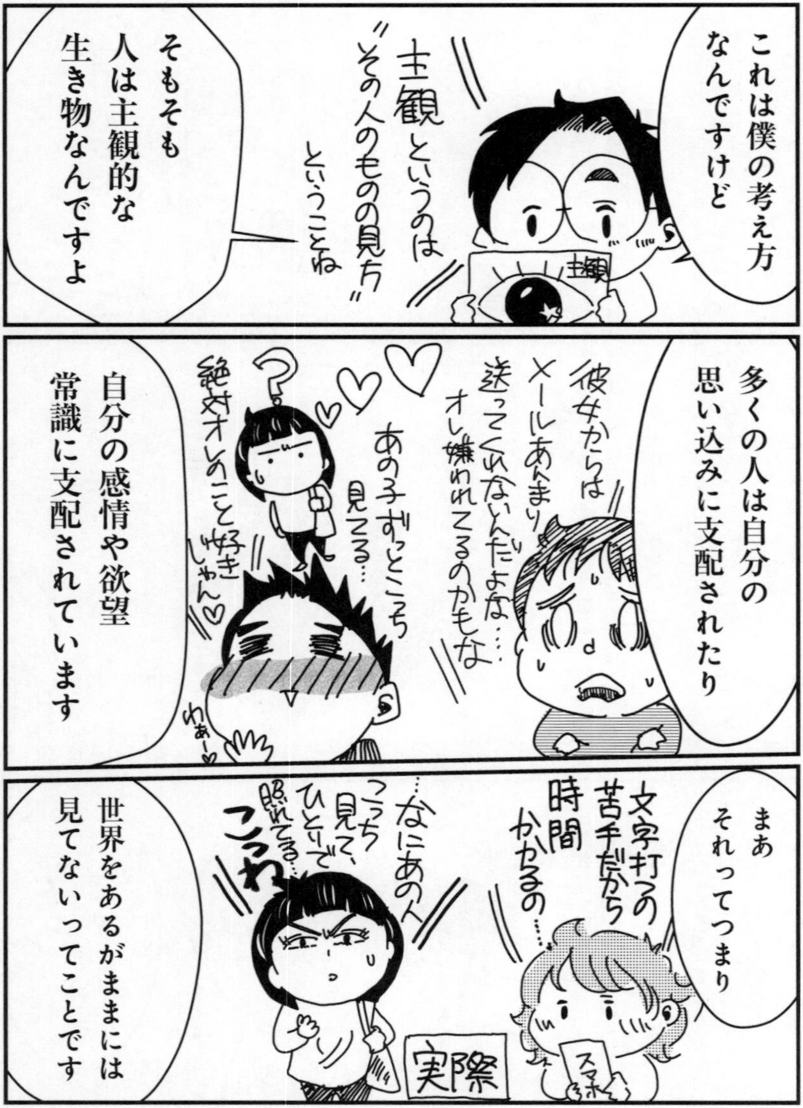
これは僕の考え方なんですけど
主観
主観というのは"その人のものの見方"ということね
そもそも人は主観的な生き物なんですよ
多くの人は自分の思い込みに支配されたり
彼女からはメールあんまり送ってくれないんだよな……
オレ嫌われてるのかもな
あの子ずっとこっち見てる…
絶対オレのこと好きじゃん♡
わぁ〜♡
自分の感情や欲望常識に支配されています
まあそれってつまり
文字打つの苦手だから時間かかるの……
スマホ
実際
…なにあの人こっち見て、ひとりで照れてる…
こわ
世界をあるがままには見てないってことです

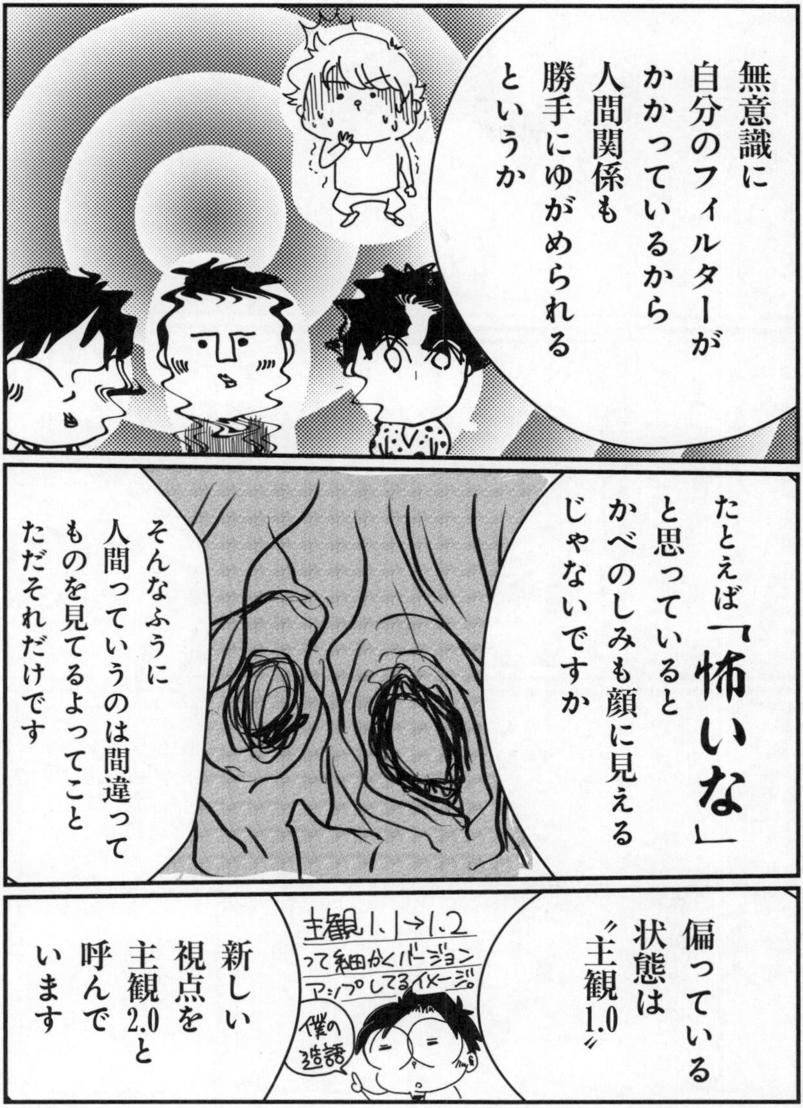
無意識に自分のフィルターがかかっているから人間関係も勝手にゆがめられるというか
たとえば「怖いな」と思っているとかべのしみも顔に見えるじゃないですか
そんなふうに人間っていうのは間違ってものを見てるよってことただそれだけです
偏っている状態は〝主観1.0〟
主観1.1→1.2って細かくバージョンアップしてるイメージ。
僕の造語
新しい視点を主観2.0と呼んでいます

▶解説と補足P.70

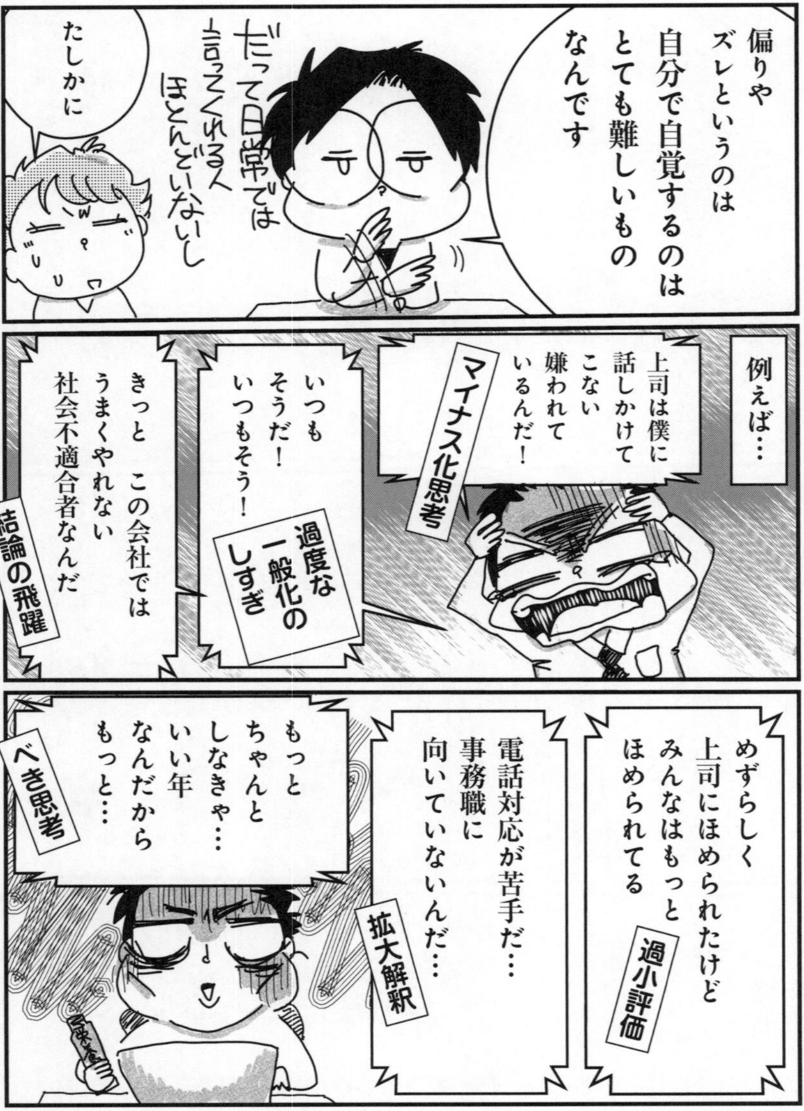
偏りやズレというのは自分で自覚するのはとても難しいものなんです
だって日常では言ってくれる人ほとんどいないし
たしかに
例えば…
上司は僕に話しかけてこない嫌われているんだ！
マイナス化思考
いつもそうだ！いつもそう！
過度な一般化のしすぎ
きっと　この会社ではうまくやれない社会不適合者なんだ
結論の飛躍
めずらしく上司にほめられたけどみんなはもっとほめられてる
過小評価
電話対応が苦手だ…事務職に向いていないんだ…
拡大解釈
もっとちゃんとしなきゃ…いい年なんだからもっと…
べき思考

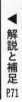

◀解説と補足 P.71

◀解説と補足 P.72

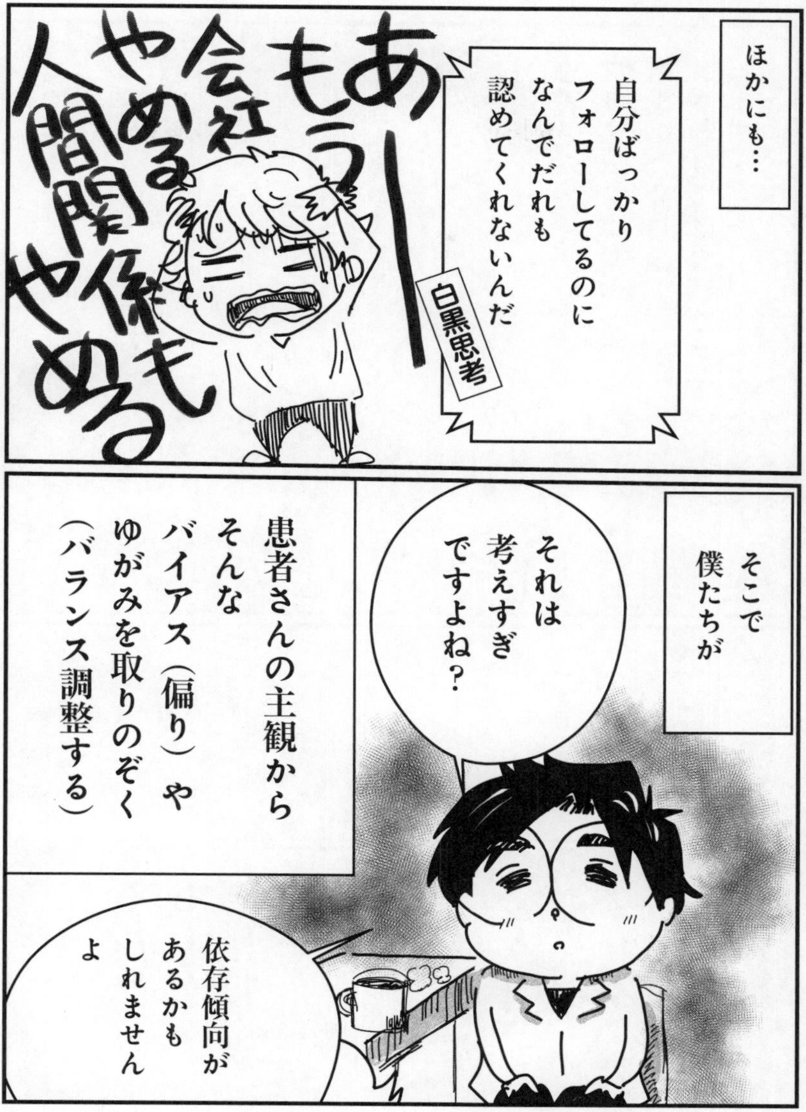
ほかにも…
自分ばっかり
フォローしてるのに
なんでだれも
認めてくれないんだ
白黒思考
あーもう
会社やめる
人間関係もやめる
そこで
僕たちが
それは
考えすぎ
ですよね?
患者さんの主観から
そんな
バイアス（偏り）や
ゆがみを取りのぞく
（バランス調整する）
依存傾向が
あるかも
しれません
よ

▶解説と補足P.73

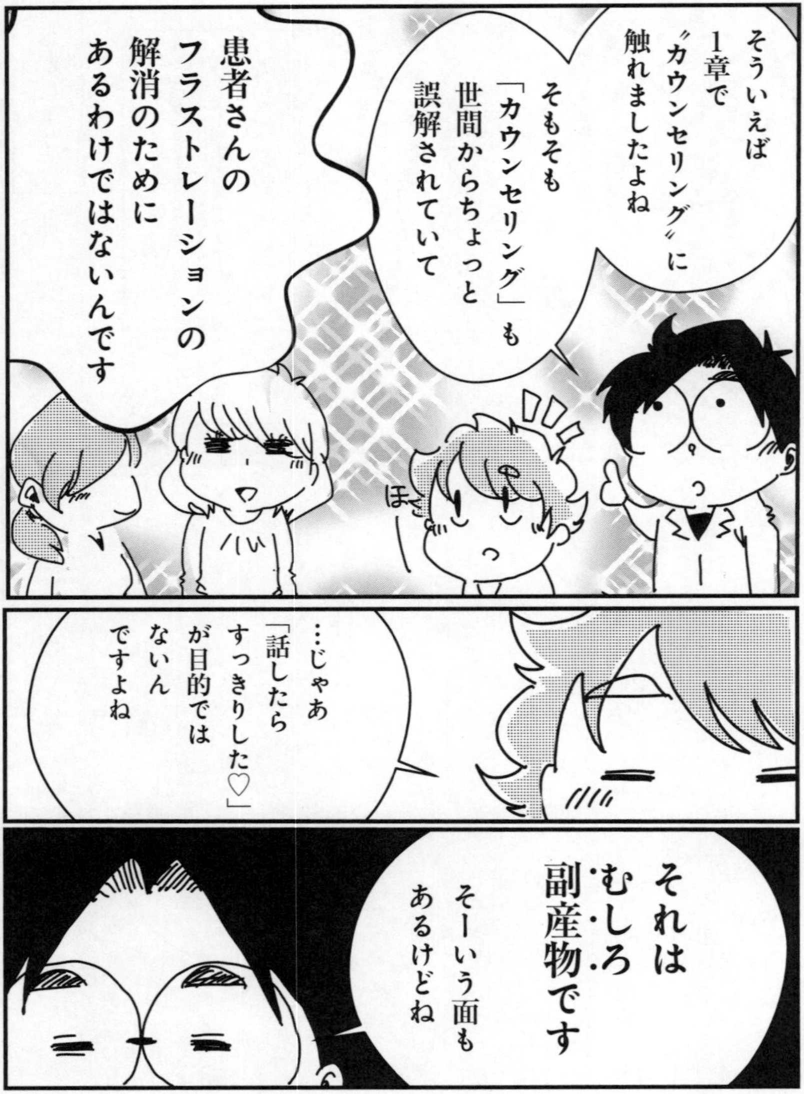
そういえば 1章で〝カウンセリング〟に触れましたよね
そもそも「カウンセリング」も世間からちょっと誤解されていて
患者さんのフラストレーションの解消のためにあるわけではないんです
…じゃあ「話したらすっきりした♡」が目的ではないんですよね
それはむしろ副産物です
そーいう面もあるけどね

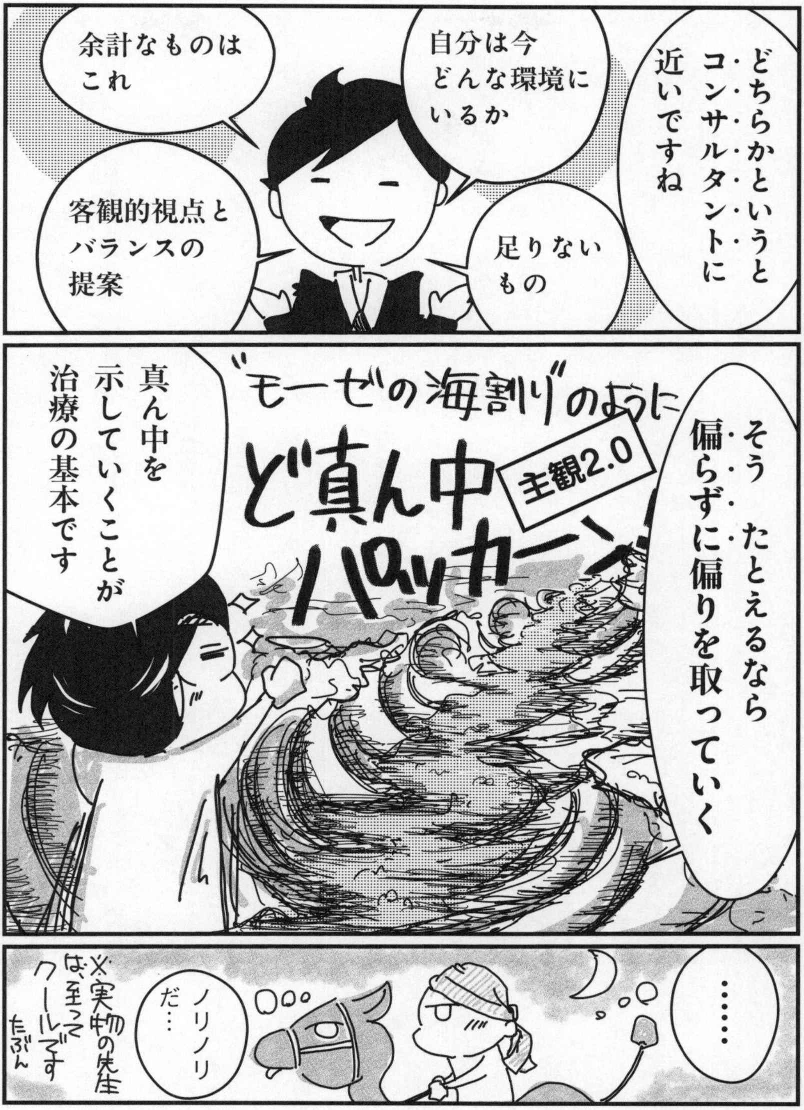
どちらかというとコンサルタントに近いですね
自分は今どんな環境にいるか
足りないもの
余計なものはこれ
客観的視点とバランスの提案
そう　たとえるなら偏らずに偏りを取っていく
“モーゼの海割り”のように
ど真ん中パカーン
主観2.0
真ん中を示していくことが治療の基本です
……
ノリノリだ…
※実物の先生は、至ってクールです　たぶん

解説&補足⑫

人は世界を自分が見たいように見ている

益田：人はそもそも主観的に世界を捉えていて、あるがままの姿として理解していません。先入観や常識、自分の感情などの影響を受け、人それぞれ、独自の世界観をもち、社会を理解しています。

患者さんは自分を傷つけるような世界観をもつことが多く、そんなふうに物事を捉えていたら、きっとストレスは多いだろうな、と思ってしまいます。

この主観的な世界観を変えて、自分を受け入れる世界観に移行していくことが、主観2.0（益田の造語）です！

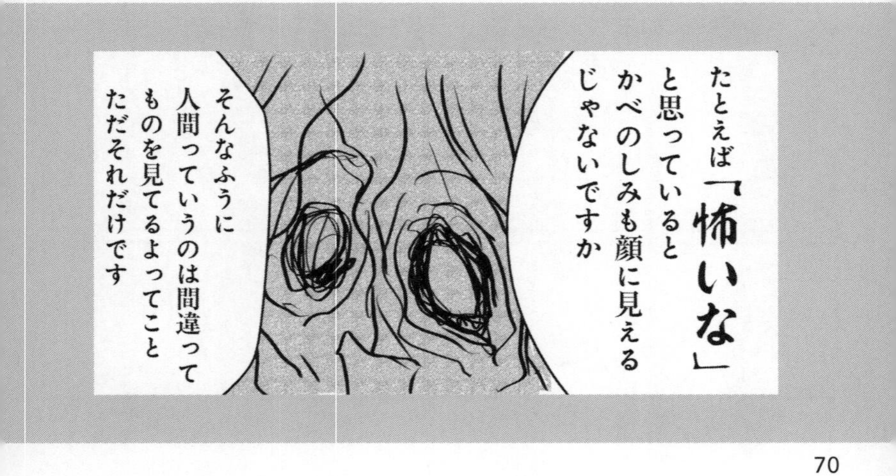
たとえば「怖いな」
と思っているとかべのしみも顔に見えるじゃないですか
そんなふうに人間っていうのは間違ってものを見てるよってことただそれだけです

解説&補足⑬

認知のゆがみは身の回りにいろいろある①

益田：認知の偏り、ゆがみはいろいろなパターンがあります。証拠もないのに「あの人は私のことを嫌っているに違いない！」と、ネガティブな結論を引き出してしまう『マイナス化思考』。職場や学校などで嫌なことをしてくるのは一人だけなのに、全員からいじめられていると思ってしまう『過度な一般化』、物事を極端に捉える『白黒思考』などです。

ゆずこ：根本に「自分はダメな人間だ」というような自己否定の構造があると、どんどん認知のゆがみが増えていくような気がします。

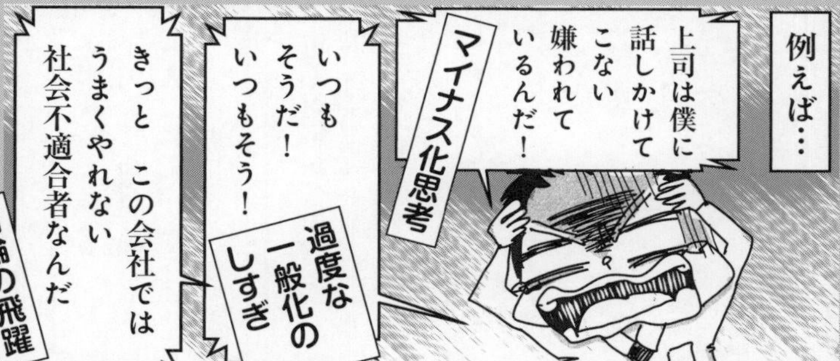
例えば…
上司は僕に話しかけてこない嫌われているんだ！
マイナス化思考
いつもそうだ！いつもそう！
過度な一般化のしすぎ
きっと この会社ではうまくやれない社会不適合者なんだ
結論の飛躍

解説&補足⑭

認知のゆがみは身の回りにいろいろある②

益田：ミスをしたり怒られたときなど、「自分はダメなやつなんだ」と、自分を否定するクセがある人っていますよね。クセになってしまっているので、些細なミスでも自己否定に走ってしまう。

この考え方のクセはどう作られるかというと、遺伝子やこれまでの経験、知識や環境で決まります。

親からの影響が強く「あんたはダメな子ね」など、否定的なことを多く言われて育つと、負の考え方のクセが出来上がりやすいです。それは脳で固定されてしまい、大人になってからいくら褒められても、なかなか抜けません。

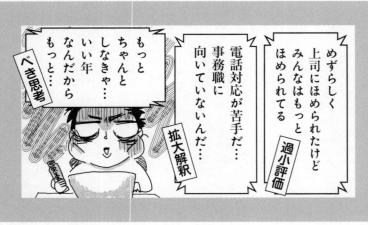

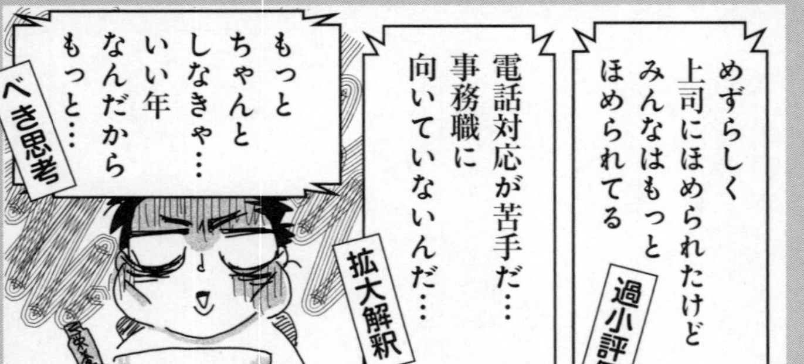

めずらしく上司にほめられたけどみんなはもっとほめられてる
過小評価
電話対応が苦手だ…事務職に向いていないんだ…
拡大解釈
もっとちゃんとしなきゃ…いい年なんだからもっと…
べき思考

解説&補足⑮

認知のゆがみは身の回りにいろいろある③

益田：『白黒思考』とは、物事をなんでも極端に「白か黒」で分けてしまう、グレーがない思考です。この思考の人は、完璧主義ゆえに、うつ病やパニック障害、強迫性障害に陥りやすい傾向があります。

白黒思考は精神科の患者さんだけがもつものではなく、普通の人ももっています。物事を単純にしたいという脳の仕組みがあり、たとえば、複雑な問題が起きると、誰かのせいにしたくなりますよね。一人の責任でそんな問題が起きるわけはないのに。

白黒思考を治す方法の一つは、視野を広げることです。俯瞰的に物事を捉えるクセをつけ、こんな考え方もあるんだ、と思えれば最高です。

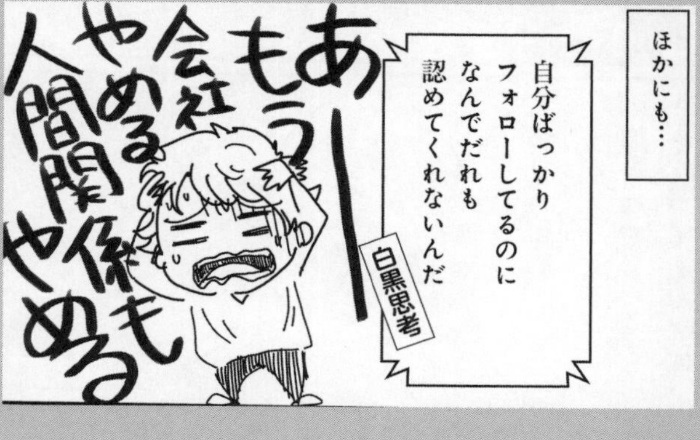
ほかにも…
自分ばっかりフォローしてるのになんでだれも認めてくれないんだ
白黒思考
あーもう会社やめる人間関係もやめる

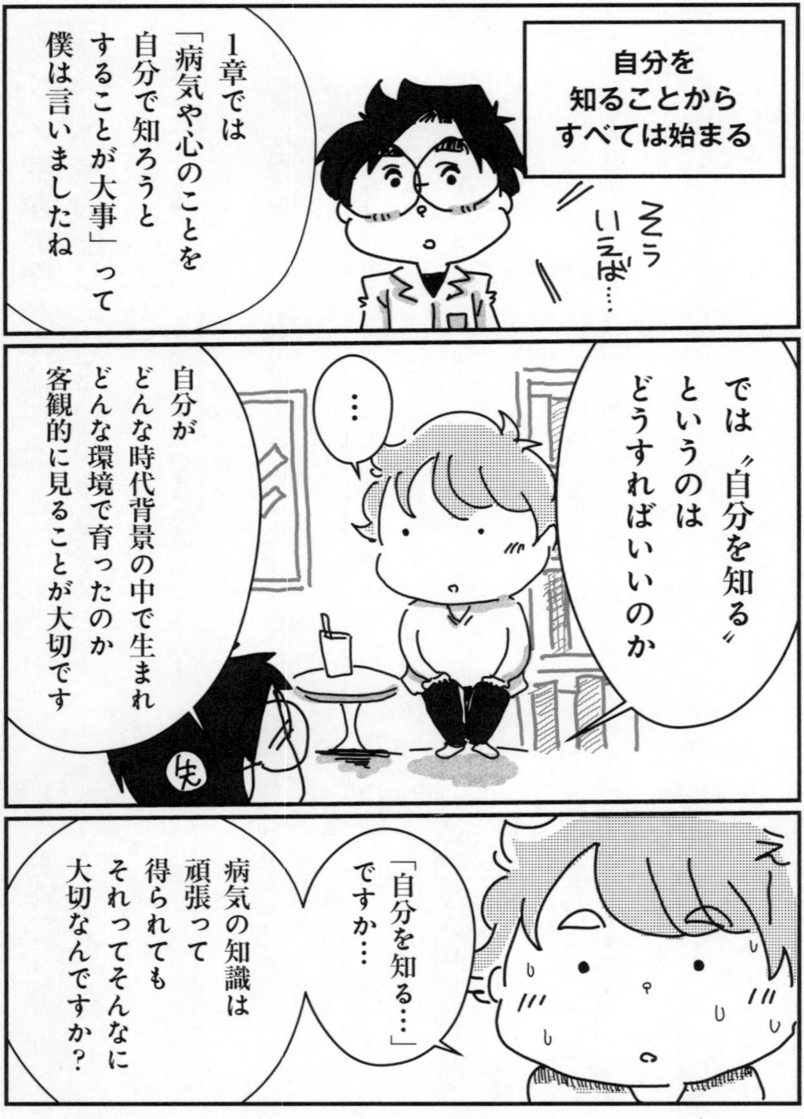

自分を知ることからすべては始まる
そういえば…
1章では「病気や心のことを自分で知ろうとすることが大事」って僕は言いましたね
では〝自分を知る〟というのはどうすればいいのか
…
自分がどんな時代背景の中で生まれどんな環境で育ったのか客観的に見ることが大切です
先
「自分を知る…」ですか…
病気の知識は頑張って得られてもそれってそんなに大切なんですか？

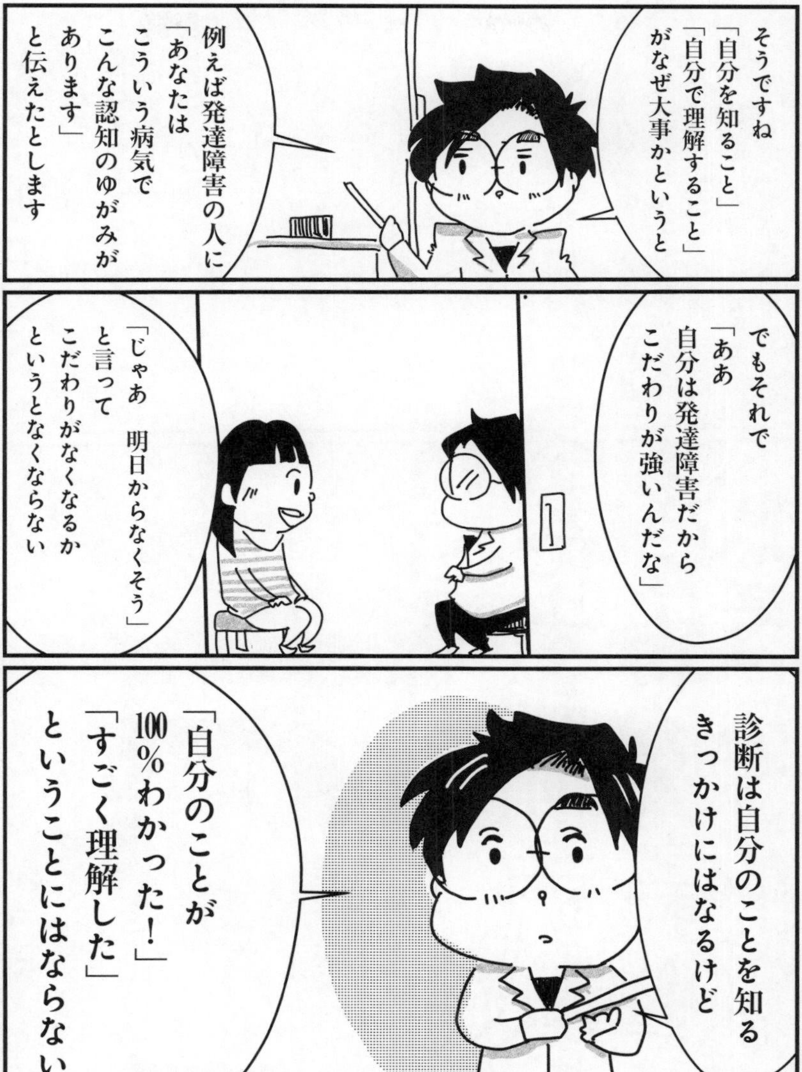
そうですね「自分を知ること」「自分で理解すること」がなぜ大事かというと
例えば発達障害の人に「あなたはこういう病気でこんな認知のゆがみがあります」と伝えたとします
でもそれで「ああ自分は発達障害だからこだわりが強いんだな」
「じゃあ　明日からなくそう」と言ってこだわりがなくなるかというとなくならない
診断は自分のことを知るきっかけにはなるけど
「自分のことが100％わかった！」「すごく理解した」ということにはならない

▶解説と補足 P.80

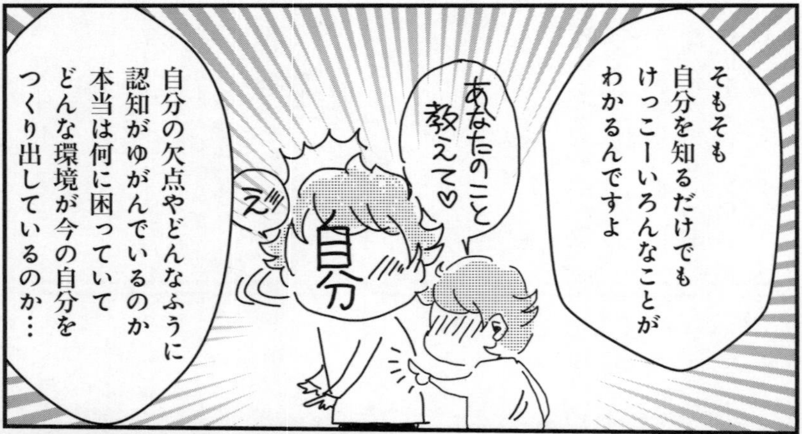
そもそも
自分を知るだけでも
けっこーいろんなことが
わかるんですよ
あなたのこと教えて♡
え
自分
自分の欠点やどんなふうに
認知がゆがんでいるのか
本当は何に困っていて
どんな環境が今の自分を
つくり出しているのか…

◀解説と補足 P.81

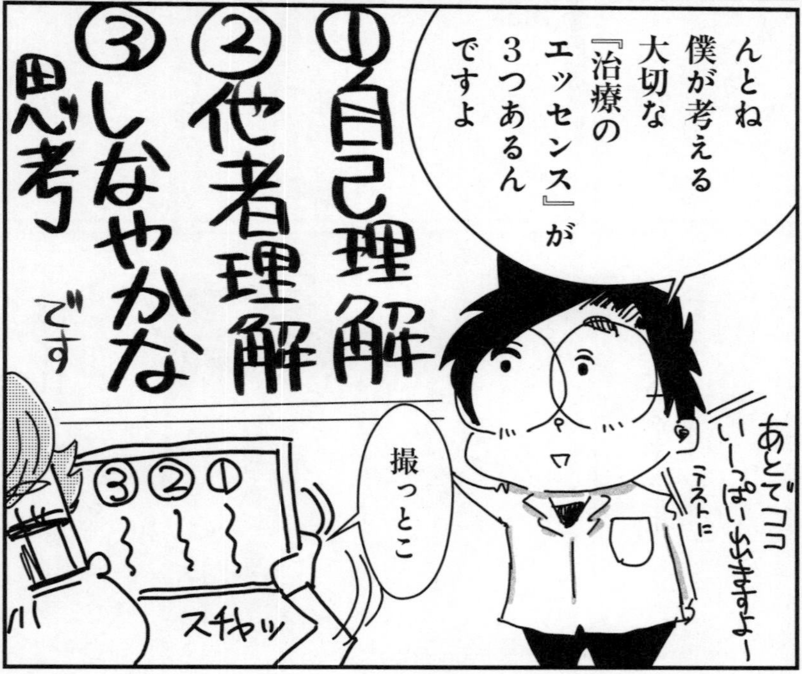
んとね
僕が考える
大切な
『治療の
エッセンス』が
3つあるん
ですよ
①自己理解
②他者理解
③しなやかな思考
です
あとでココいっぱい出ますよー
テストに
撮っとこ
①
②
③
スチャッ

◀解説と補足 P.82

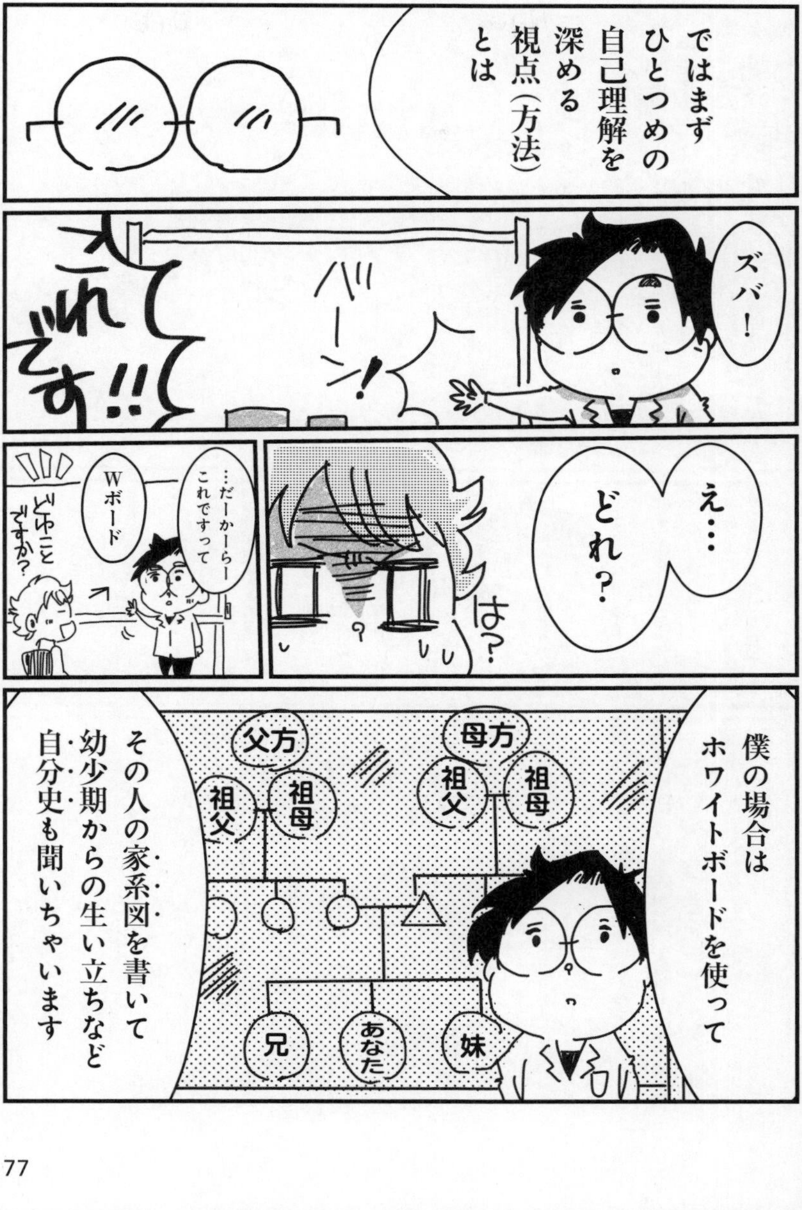
ではまず
ひとつめの
自己理解を
深める
視点（方法）
とは
ズバ！
バーン！
これです!!
え…
どれ？
は？
…だーかーらー
これですって
Wボード
どゆこと
ですか？
僕の場合は
ホワイトボードを使って
母方
祖母
祖父
父方
祖母
祖父
妹
あなた
兄
その人の家系図を書いて
幼少期からの生い立ちなど
自分史も聞いちゃいます

▶解説と補足 P.83

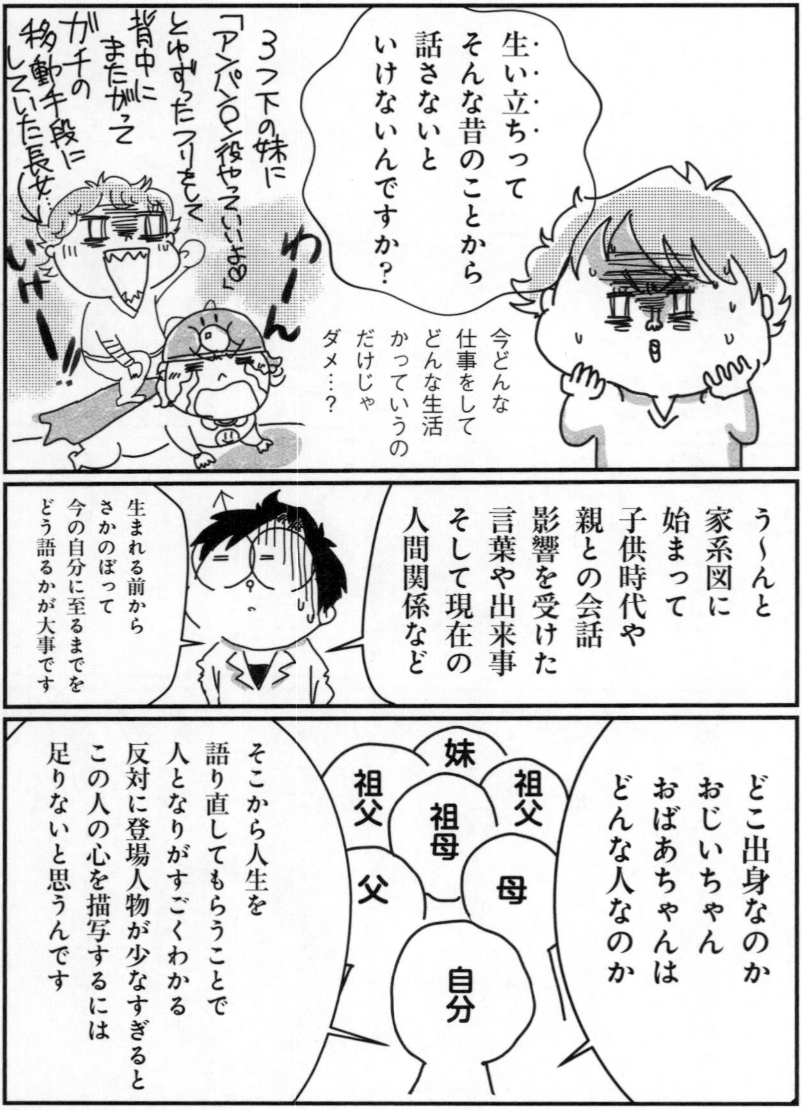

……生い立ちって
そんな昔のことから
話さないと
いけないんですか？
今どんな
仕事をして
どんな生活
かっていうの
だけじゃ
ダメ…？
3つ下の妹に
「アンパ〇ン役やっていいよ♡」
とゆずったフリをして
背中にまたがって
ガチの
移動手段にしていた長女…
わーん
いけー!!
う〜んと
家系図に
始まって
子供時代や
親との会話
影響を受けた
言葉や出来事
そして現在の
人間関係など
生まれる前から
さかのぼって
今の自分に至るまでを
どう語るかが大事です
どこ出身なのか
おじいちゃん
おばあちゃんは
どんな人なのか
妹
祖父
祖母
祖父
母
父
自分
そこから人生を
語り直してもらうことで
人となりがすごくわかる
反対に登場人物が少なすぎると
この人の心を描写するには
足りないと思うんです

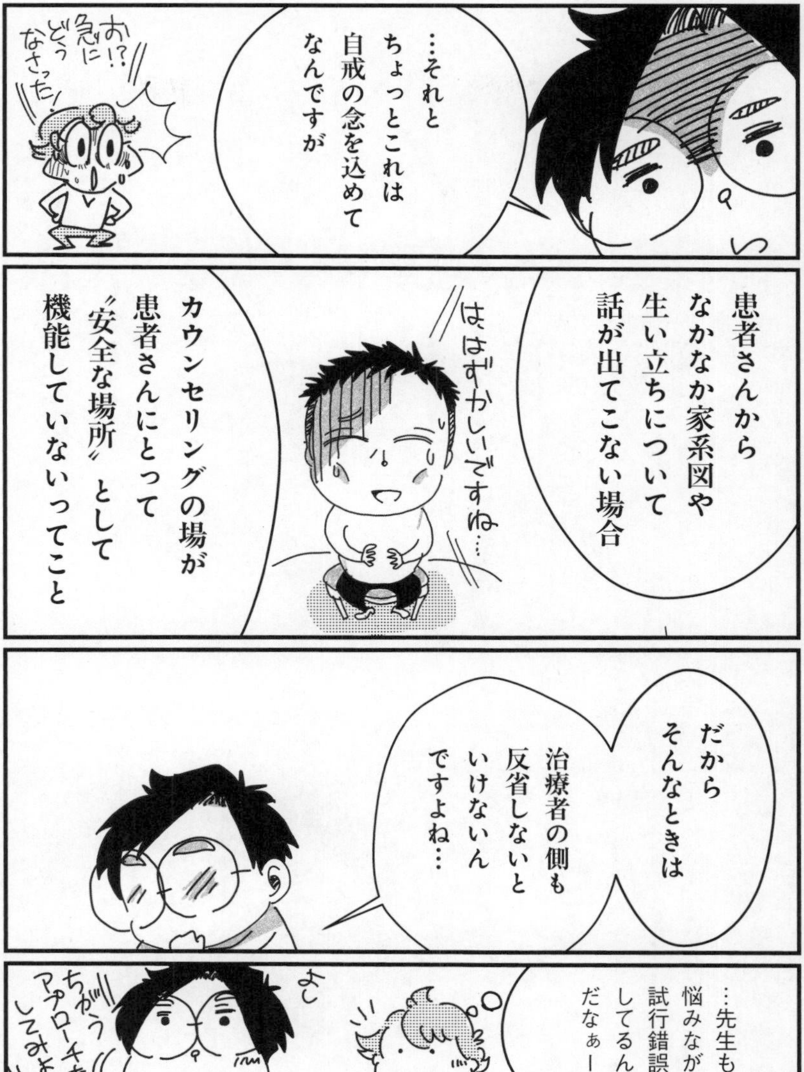
…それと
ちょっとこれは
自戒の念を込めて
なんですが
お!? 急に どう なさった!
患者さんから
なかなか家系図や
生い立ちについて
話が出てこない場合
はずかしいですね…
カウンセリングの場が
患者さんにとって
〝安全な場所〟として
機能していないってこと
だから
そんなときは
治療者の側も
反省しないと
いけないん
ですよね…
…先生も
悩みながら
試行錯誤
してるん
だなぁー
よし
ちがう
アプローチを
してみよう!

解説&補足⑯

診断は自分を知る"きっかけのひとつ"

益田：たとえば、うつ病と診断された場合、「うつ病はばか真面目な人に多いから、自分もばか真面目な人間なんだ（もっとさぼろう）」のように自己理解が進むこともあります。でも、病名だけが自己理解の手段ではありません。

ほかにも、生い立ちや家族環境から自分のことを理解したり、ライフステージや世代、働いている会社や業界から、役職や立場、友人や恋人関係から…など、さまざまな観点から自己理解を深めていきます。

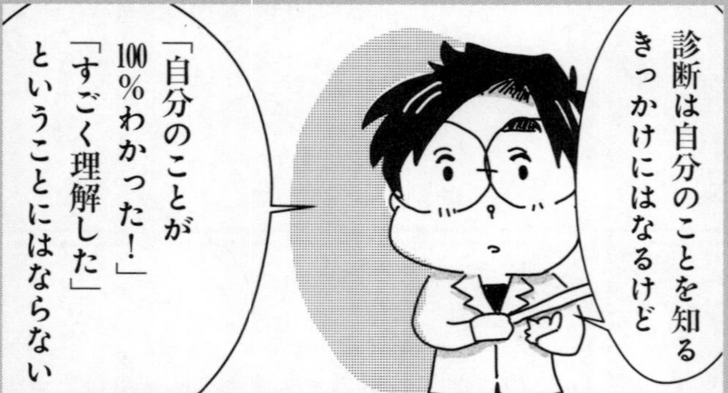
診断は自分のことを知るきっかけにはなるけど
「自分のことが100％わかった！」「すごく理解した」ということにはならない

解説&補足⑰

自分のことって意外と知らない

ゆずこ：先生にお話を聞く中で、自分を知ることの重要性（自己理解）が頻繁に出てきますよね。最初は「自分のことくらい普通にわかるでしょ」と思っていたんですよ。でも、自分のダメなところや弱いところは深く知ろうとしなかったり、認知がゆがんでいても「まあ、それが私だし」と開き直っていたんだと実感しました。

益田：難しいのが、自己理解というものは完璧に言語化できるものではないということです。言語化したところでしっくりくるかわからないし、体感的なところも多いのです。ただ、診断や自分の認知のゆがみを受け止めて理解して、次に、家族やライフステージの中の自分、会社や社会などはどういうものなのかと段階を経て考えてみることは治療を進める上で重要な一歩になります。

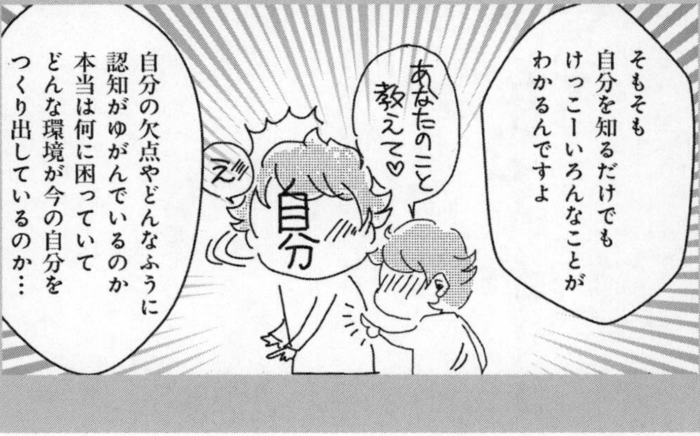
そもそも
自分を知るだけでも
けっこーいろんなことが
わかるんですよ
あなたのこと教えて♡
え
自分
自分の欠点やどんなふうに
認知がゆがんでいるのか
本当は何に困っていて
どんな環境が今の自分を
つくり出しているのか…

解説&補足⑱

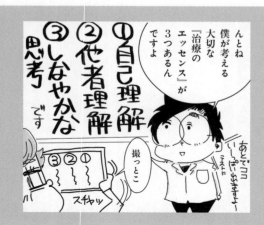

僕が重要だと思う治療のエッセンス

益田：自分を理解すること、同じように他人を理解すること、そしてそれらを踏まえて、意地っ張りにならずにしなやかに考えていく……ということが治療を進める上で大切です（他者理解についてはのちほどお話しします）。こだわりすぎずに物事を柔軟に捉えたり、合理的に考えることが重要です。

患者さんは、今までもっていた価値観ではなくて、そんな固定観念を壊して、新しい柔軟な価値観に切り替える必要がある。僕はこれを「主観1.0（バージョンアップ前）から、主観2.0へアップデートする」と表現しています。これは苦しいですし、頭を使う。ときに、知ることの痛みも伴います。

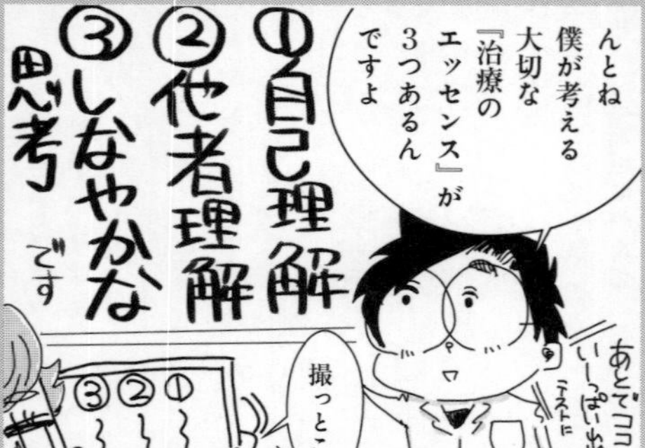
んとね 僕が考える 大切な『治療のエッセンス』が 3つあるんですよ
①自己理解 ②他者理解 ③しなやかな思考 です
あとでココ
テストに
いーっぱい出ますよー
撮っとこ
スチャッ

解説&補足⑲

益田流！ホワイトボードにあえて家系図を書くワケ

益田：自分の親がどんな時代背景の中で生まれ、どんな環境で育ったのか、どんな苦労をして、どんな問題を抱えているのか、ホワイトボードに書くことで、自分の主観抜きの客観的な視点で考えてもらいます。自分を理解する上で、家族の歴史や関係性、自分の立ち位置を改めて知ることは大切です。

ゆずこ：我が家の場合、「小学3年生のときに父の実家に引っ越して、厳しい祖父と同居することになりました。だから父は自分の威厳を保つため（？）、より私に厳しくあたったんだろう」とか。でも毎日のようにゲーム機を隠されたこと、あれは今も許せない。生活がだらしないという理由で父に没収されましたが、毎回ハイエナのごとく見つけてましたけど。（ドヤ顔）

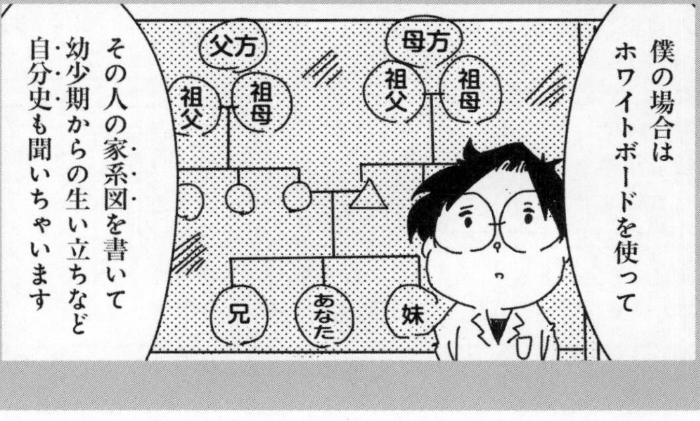
僕の場合は
ホワイトボードを使って
その人の家系図を書いて
幼少期からの生い立ちなど
自分史も聞いちゃいます
父方
母方
祖父
祖母
祖父
祖母
兄
あなた
妹

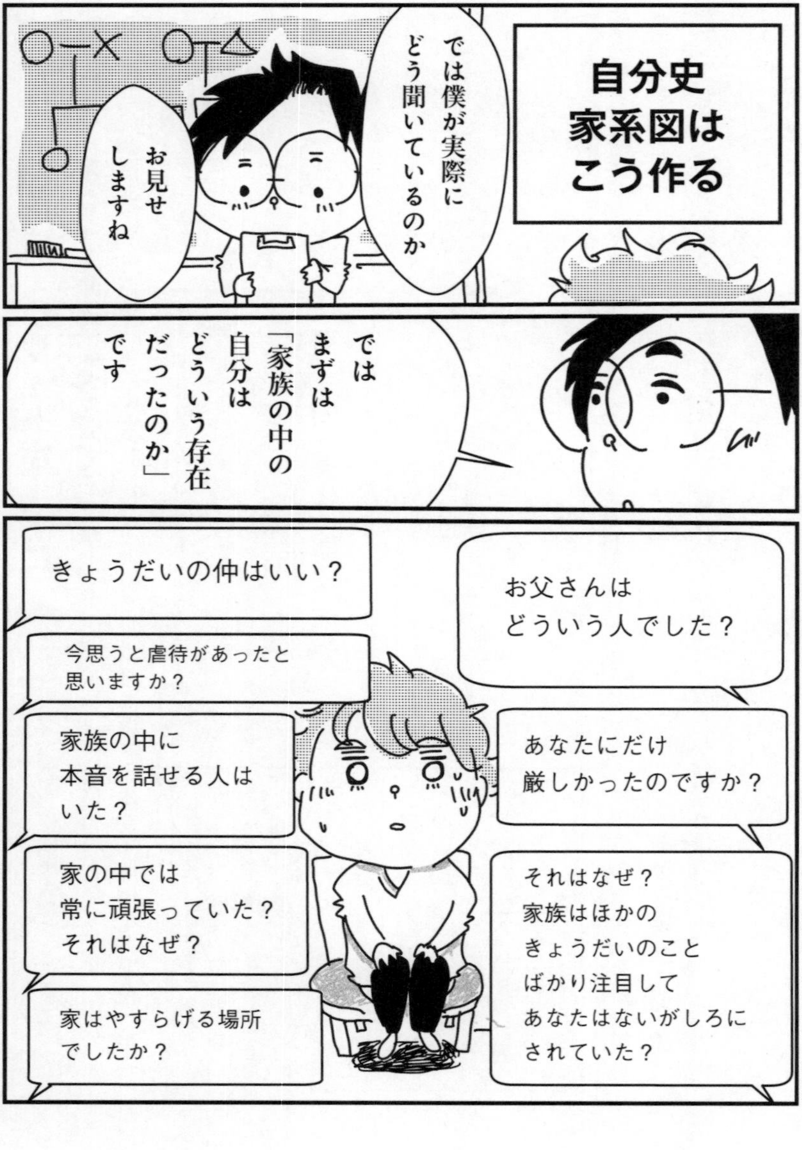
自分史 家系図は こう作る
では僕が実際に どう聞いているのか
お見せ しますね
では まずは 「家族の中の 自分は どういう存在 だったのか」 です
お父さんは どういう人でした？
あなたにだけ 厳しかったのですか？
それはなぜ？ 家族はほかの きょうだいのこと ばかり注目して あなたはないがしろに されていた？
きょうだいの仲はいい？
今思うと虐待があったと 思いますか？
家族の中に 本音を話せる人は いた？
家の中では 常に頑張っていた？ それはなぜ？
家はやすらげる場所 でしたか？

※これは一例です

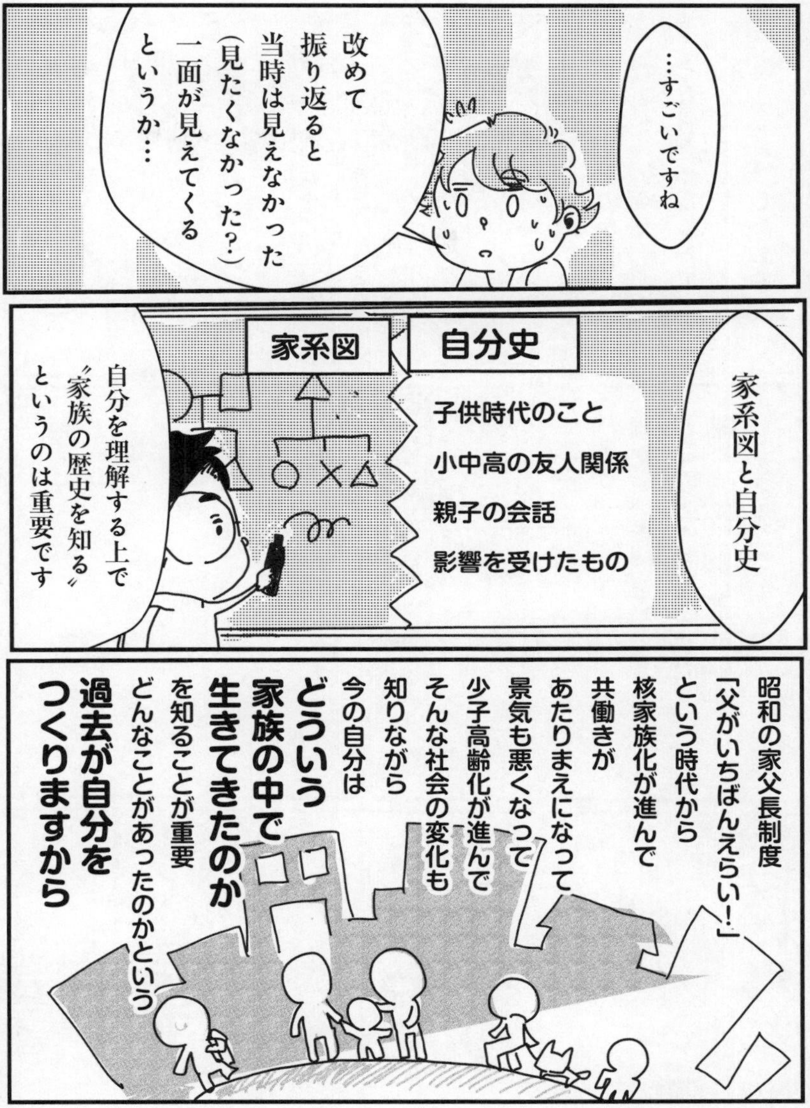
…すごいですね
改めて振り返ると当時は見えなかった（見たくなかった？）一面が見えてくるというか…
家系図と自分史
家系図
自分史
子供時代のこと
小中高の友人関係
親子の会話
影響を受けたもの
自分を理解する上で〝家族の歴史を知る〟というのは重要です
昭和の家父長制度「父がいちばんえらい！」という時代から核家族化が進んで共働きがあたりまえになって景気も悪くなって少子高齢化が進んでそんな社会の変化も知りながら今の自分はどういう家族の中で生きてきたのかを知ることが重要
どんなことがあったのかという過去が自分をつくりますから

▶解説と補足 P.93

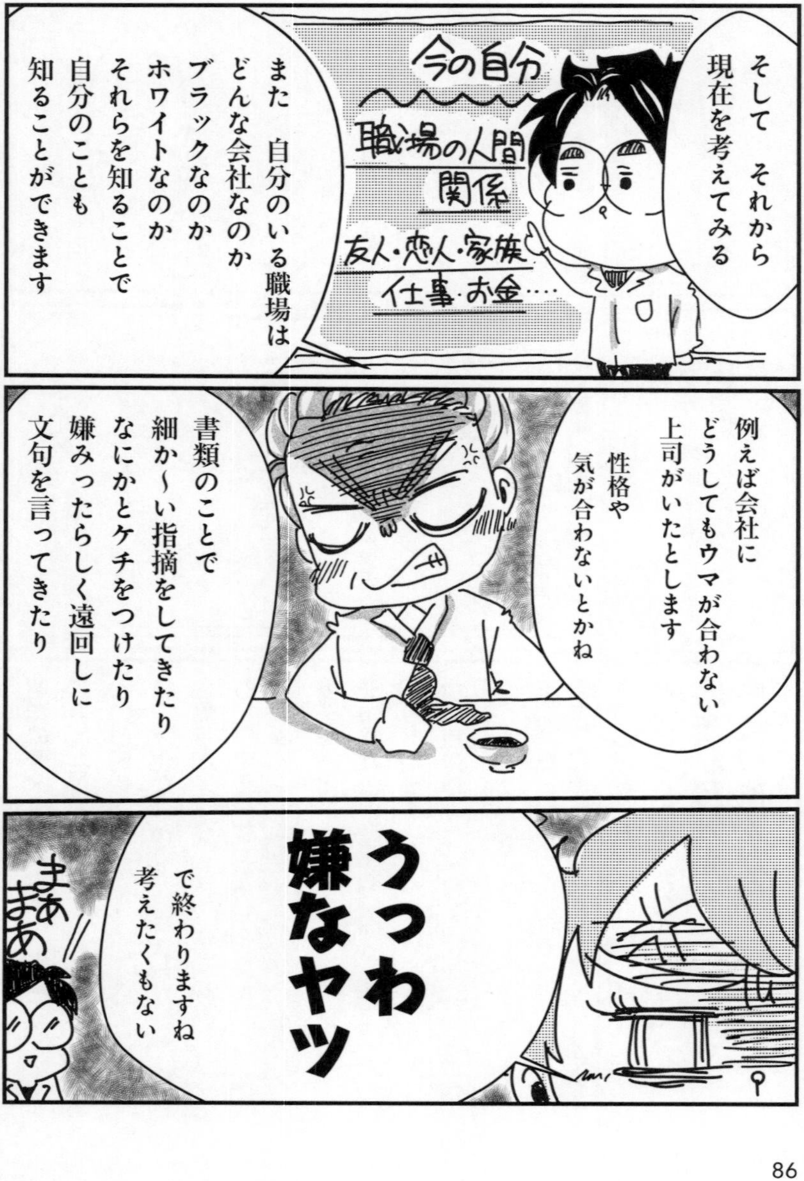
そして　それから
現在を考えてみる
今の自分
職場の人間関係
友人・恋人・家族
仕事・お金‥‥
また　自分のいる職場は
どんな会社なのか
ブラックなのか
ホワイトなのか
それらを知ることで
自分のことも
知ることができます
例えば会社に
どうしてもウマが合わない
上司がいたとします
性格や
気が合わないとかね
書類のことで
細か〜い指摘をしてきたり
なにかとケチをつけたり
嫌みったらしく遠回しに
文句を言ってきたり
うっわ
嫌なヤツ
で終わりますね
考えたくもない
まあまあ

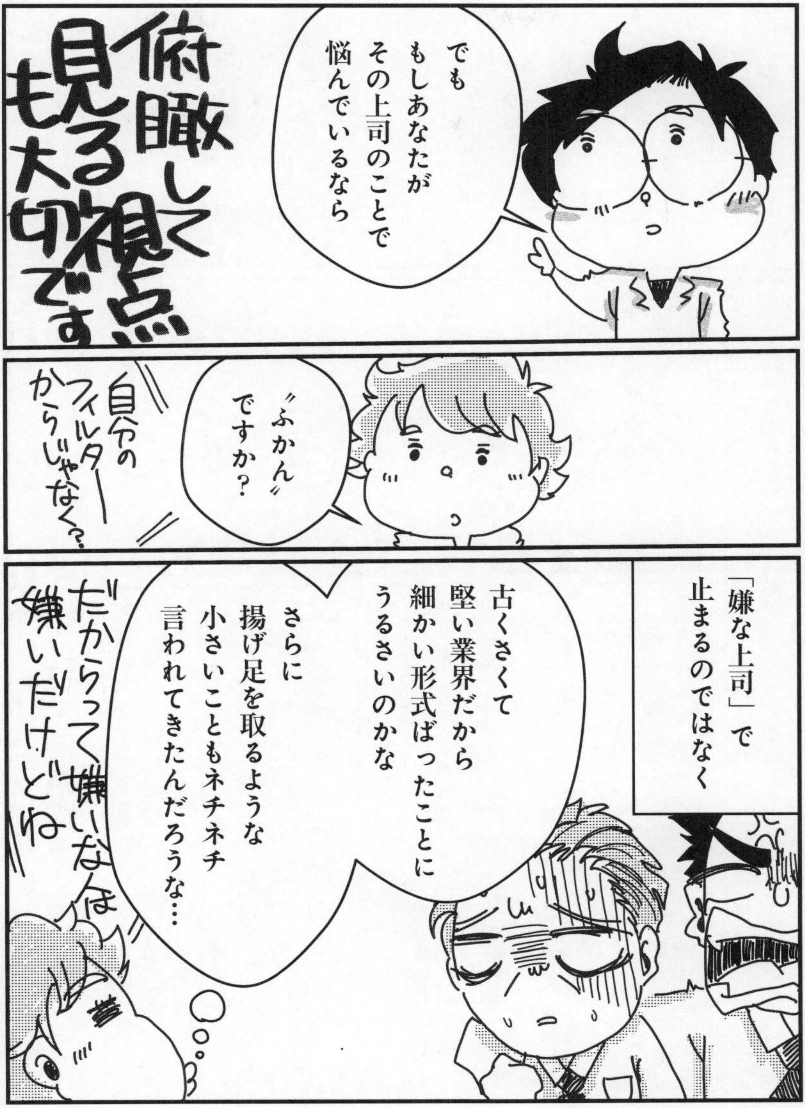
でも
もしあなたが
その上司のことで
悩んでいるなら
俯瞰して見る視点も大切です
〝ふかん〟ですか？
自分のフィルターからじゃなく？
「嫌な上司」で止まるのではなく
古くさくて堅い業界だから細かい形式ばったことにうるさいのかな
さらに揚げ足を取るような小さいこともネチネチ言われてきたんだろうな…
だからって嫌いな人は嫌いだけどね

▶解説と補足 P.94

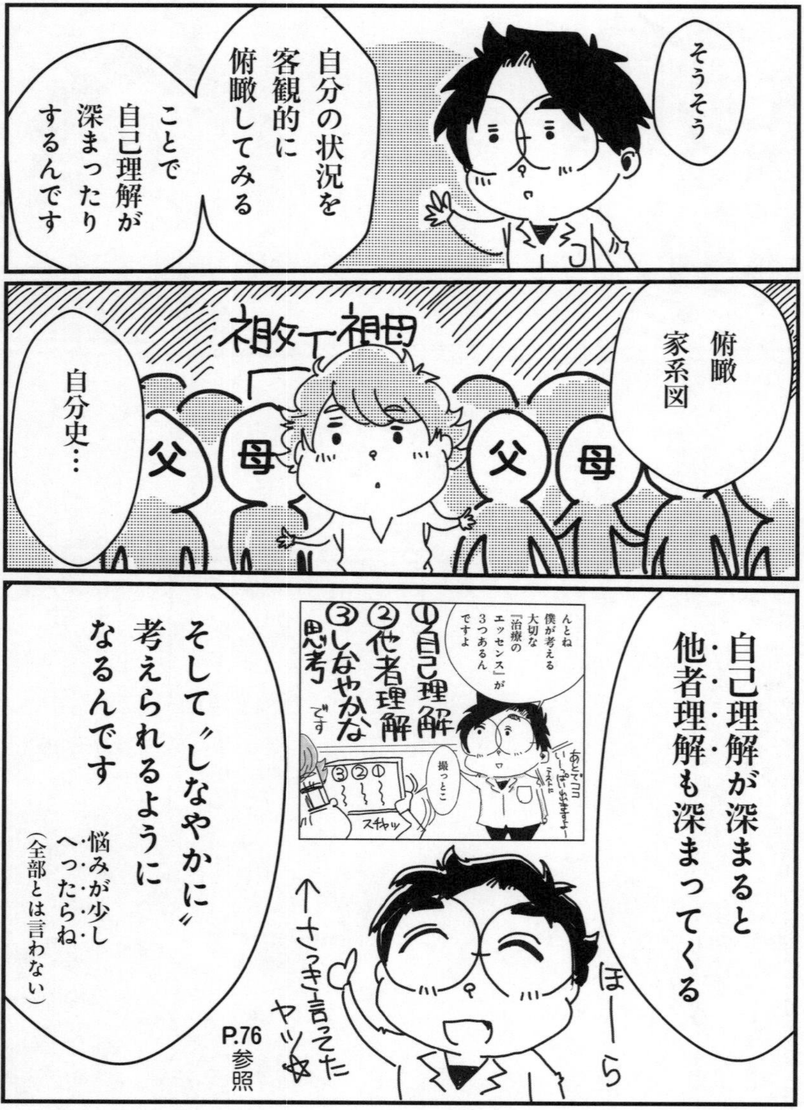
そうそう
自分の状況を客観的に俯瞰してみる
ことで自己理解が深まったりするんです
俯瞰家系図
祖父―祖母
父
母
父
母
自分史…
自己理解が深まると他者理解も深まってくる
ほーら
んとね僕が考える大切な『治療のエッセンス』が3つあるんですよ
①自己理解
②他者理解
③しなやかな思考
です
あとでココテストにいーっぱい出ますよー
撮っとこ
スチャッ
↑さっき言ってたヤツ☆
P.76参照
そして〝しなやかに〟考えられるようになるんです
悩みが少しへったらね
（全部とは言わない）

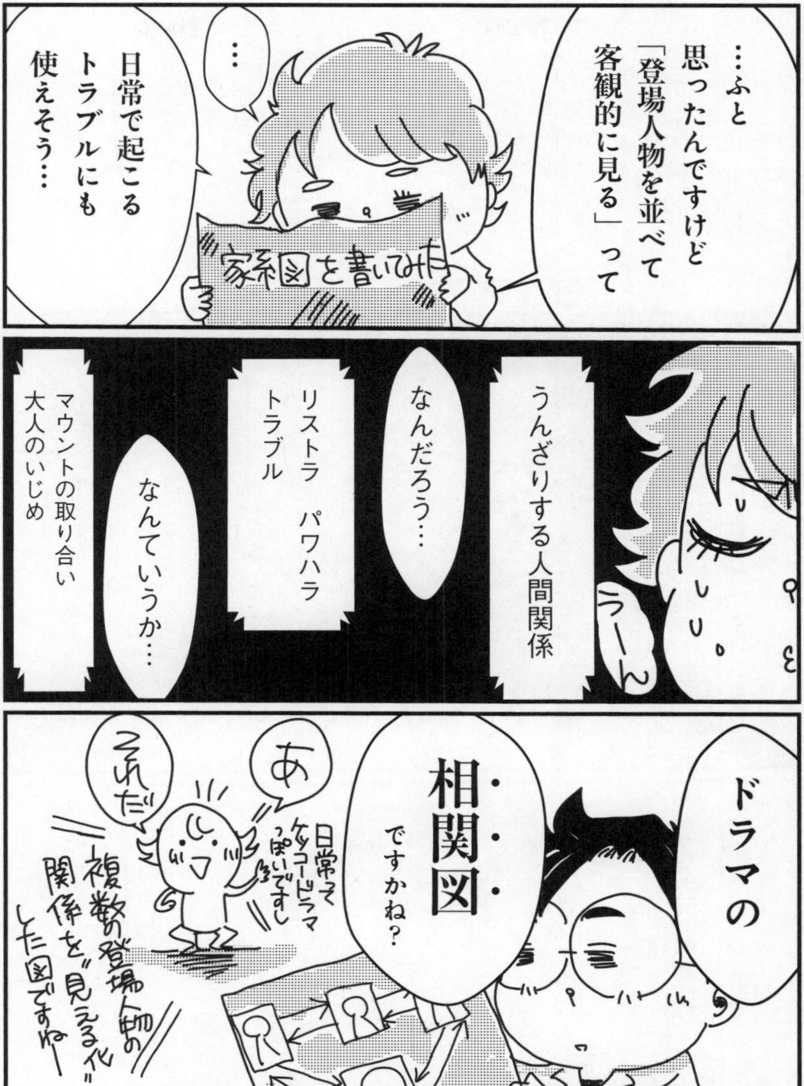
…ふと
思ったんですけど
「登場人物を並べて
客観的に見る」って
…
日常で起こる
トラブルにも
使えそう…
家系図を書いてみた
う〜ん
うんざりする人間関係
なんだろう…
リストラ　パワハラ
トラブル
なんていうか…
マウントの取り合い
大人のいじめ
ドラマの
相関図
…
ですかね？
あ
それだ
日常ってケッコードラマっぽいですし
複数の登場人物の関係を"見える化"した図ですね〜

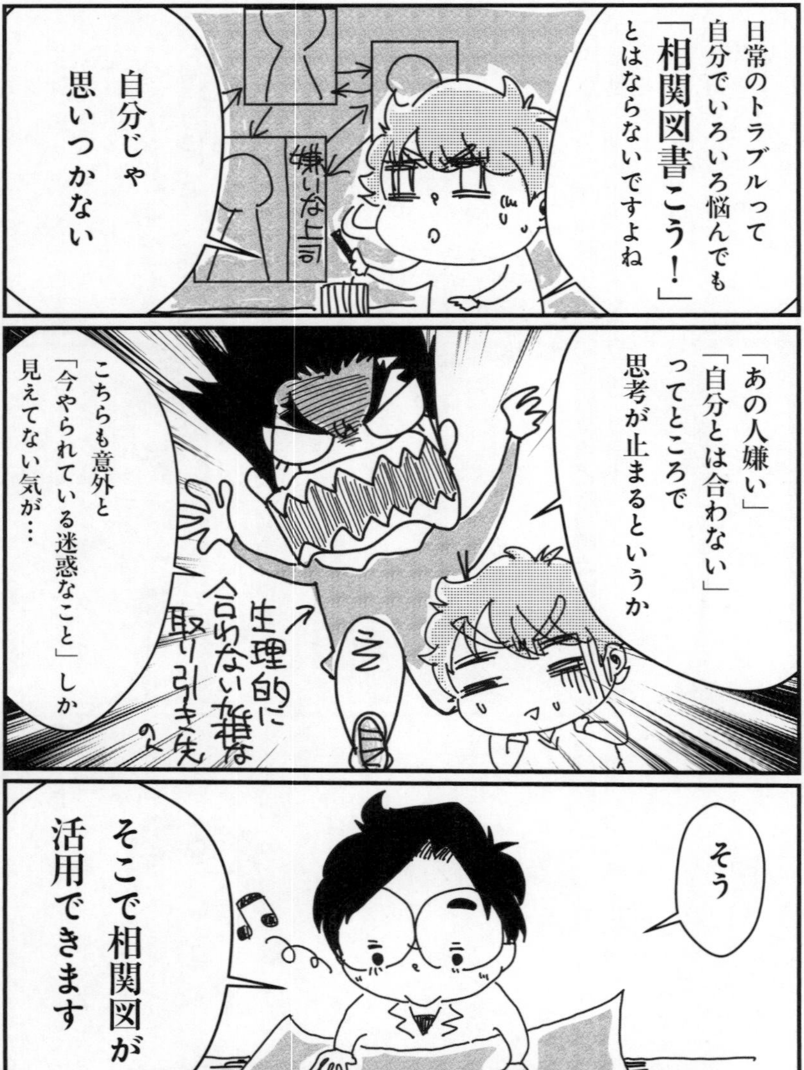
日常のトラブルって
自分でいろいろ悩んでも
「相関図書こう！」
とはならないですよね
嫌いな上司
自分じゃ
思いつかない
「あの人嫌い」
「自分とは合わない」
ってところで
思考が止まるというか
生理的に
合わない嫌な
取り引き先
こちらも意外と
「今やられている迷惑なこと」しか
見えてない気が…
そう
そこで相関図が
活用できます

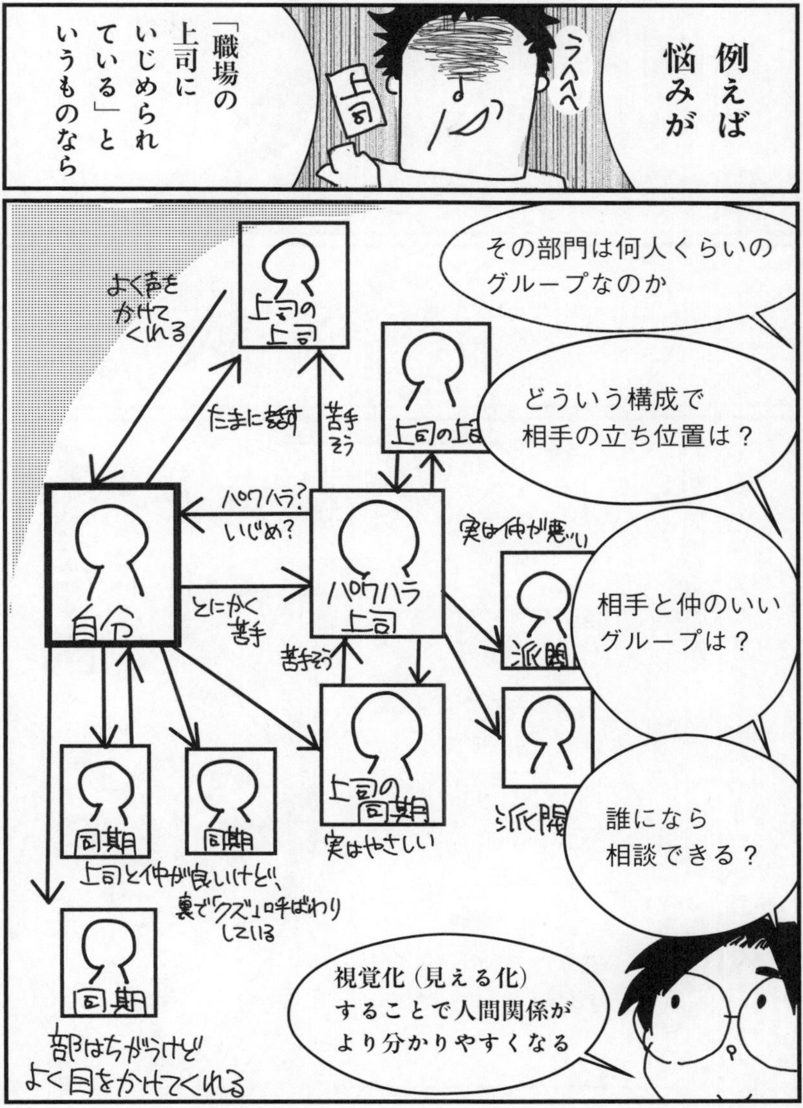
例えば悩みが
ラヘヘヘ
上司
「職場の上司にいじめられている」というものなら
その部門は何人くらいのグループなのか
どういう構成で相手の立ち位置は？
相手と仲のいいグループは？
誰になら相談できる？
上司の上司
よく声をかけてくれる
たまに話す
苦手そう
パワハラ？いじめ？
実は仲が悪い
自分
とにかく苦手
パワハラ上司
苦手そう
派閥
同期
同期
上司の同期
実はやさしい
上司と仲が良いけど、裏で「クズ」呼ばわりしてる
派閥
同期
部はちがうけどよく目をかけてくれる
視覚化（見える化）することで人間関係がより分かりやすくなる

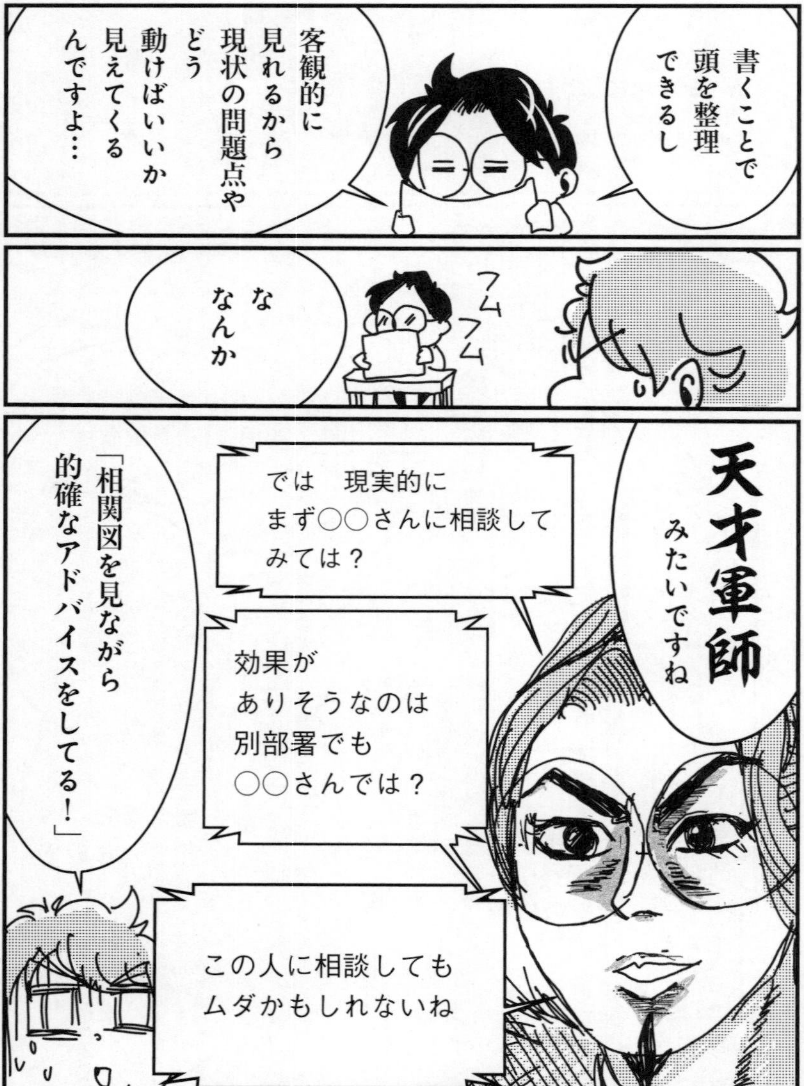
書くことで頭を整理できるし
客観的に見れるから現状の問題点やどう動けばいいか見えてくるんですよ…
な
なんか
天才軍師みたいですね
では　現実的にまず○○さんに相談してみては？
効果がありそうなのは別部署でも○○さんでは？
この人に相談してもムダかもしれないね
「相関図を見ながら的確なアドバイスをしてる！」

◀解説と補足 P.95

解説＆補足⑳

家系図と自分史で俯瞰する力がつく

益田：自分を知る上で、「自分の家族はどんな家族だったのか」「友人とはどんな人間関係を築いてきたか」「なにが好きで影響を受けてきたか」などを改めて考えることはとても大切です。だって、過去が今の自分をつくっていますからね。

ゆずこ：家系図や自分史を書くと、自分の生い立ちや取り巻く人間関係など、自分の歴史もわかりやすく思い出せます。たとえば、「○○だったから、母や父は○○だったのかもしれない」と、家族に対しても、娘という主観を抜いて考えられるというか。過去を振り返る中で、いろいろな角度からいくつもアングルが異なるカメラを設置できたような感覚です。これが俯瞰する力ですね。

（ドヤ顔2回目）

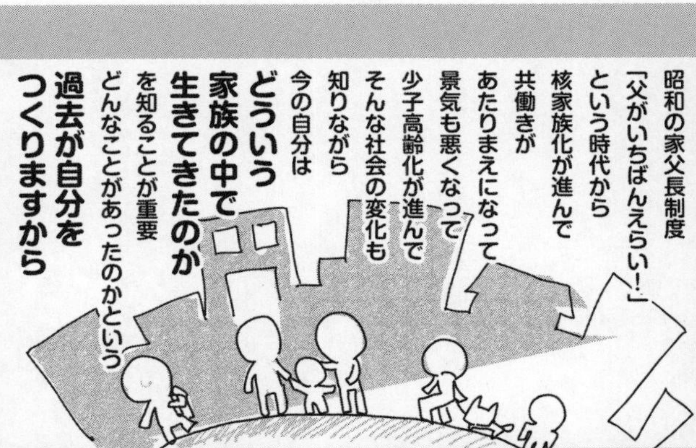

昭和の家父長制度
「父がいちばんえらい！」
という時代から
核家族化が進んで
共働きが
あたりまえになって
景気も悪くなって
少子高齢化が進んで
そんな社会の変化も
知りながら
今の自分は
どういう
家族の中で
生きてきたのか
を知ることが重要
どんなことがあったのかという
過去が自分を
つくりますから

解説&補足 ㉑

自己理解を深めつつ他者に対しても俯瞰して見る

益田：たとえば、わからずやの上司や苦手な取引先の人に対して、「この人はどうしてわかってくれないのか。自分の伝え方がまずいのか」と目の前と自分のことだけを見て悩むのではなくて、「あ〜この上司はこういうタイプの人間ね。こういう業界にいて、過去に自分も上からこんなことを言われてきたんだろうな」と、相手をまじまじと観察する視点も大切です。

人って、相手を見ているようでほとんど見ていないことが多いです。いっそ、相手を見定めてやるくらいのつもりでいいと思います。

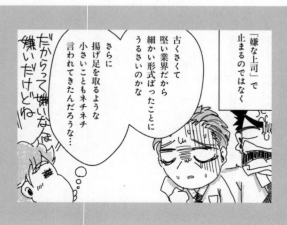

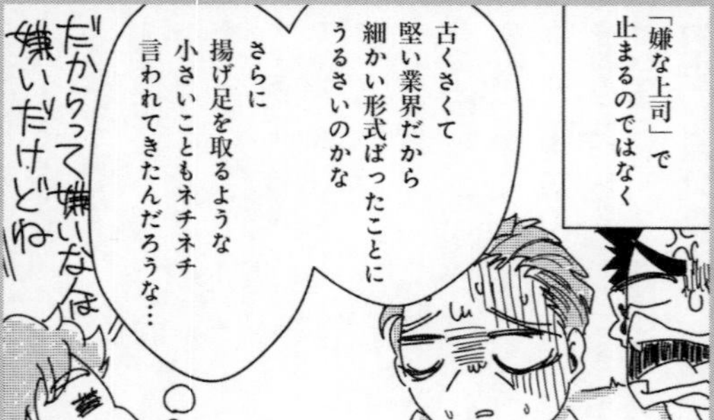
「嫌な上司」で止まるのではなく
古くさくて堅い業界だから細かい形式ばったことにうるさいのかな
さらに揚げ足を取るような小さいこともネチネチ言われてきたんだろうな…
だからって嫌いな人は嫌いだけどね

解説&補足㉒

人間関係のトラブルも相関図を書いて解決

ゆずこ：家系図を使った振り返りや、自己理解を深める方法ですが、これ、人間関係のトラブルでも使えそうですね。

益田：使えますね。たとえば、「職場の上司にいじめられている」という悩みなら、まずは、上司の家族構成を書き出してみる。次に職場の人間関係や派閥を書き出してみて、「この人は一見人当たりがよさそうだけれど、ウワサ好き」とか、「この人に相談したいけど、ほとんど現場には来ない」とか。相関図を患者さんと一緒に考えて、実際の診察に活用することもあります。

ゆずこ：俯瞰して見られるからこそ、新たな問題解決の糸口を見つけられそうですね。

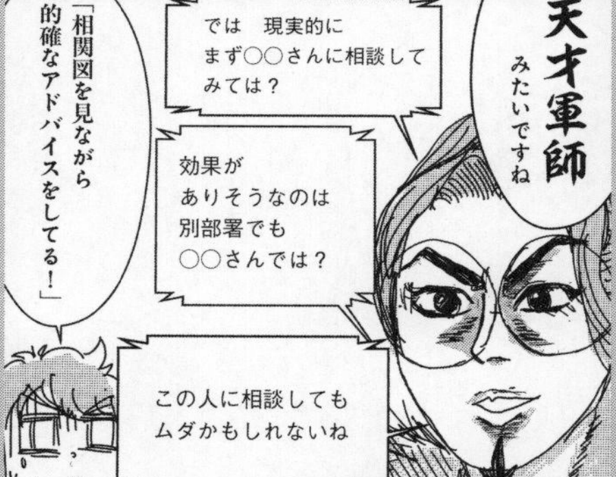

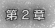

天才軍師みたいですね
では　現実的に まず○○さんに相談してみては？
「相関図を見ながら的確なアドバイスをしてる！」
効果がありそうなのは別部署でも○○さんでは？
この人に相談してもムダかもしれないね

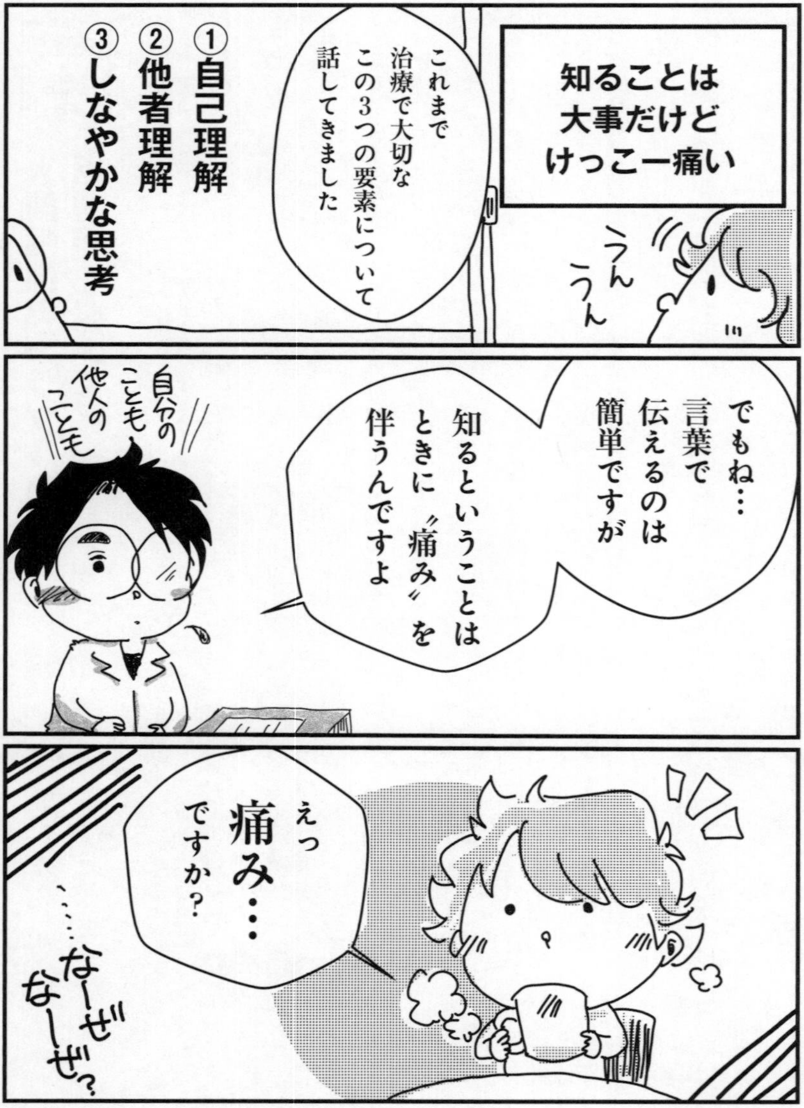
知ることは大事だけどけっこー痛い
うんうん
これまで治療で大切なこの3つの要素について話してきました
①自己理解
②他者理解
③しなやかな思考
でもね…言葉で伝えるのは簡単ですが
知るということはときに〝痛み〟を伴うんですよ
自分のことも他人のことも
えっ痛み…ですか?
なーぜなーぜ?

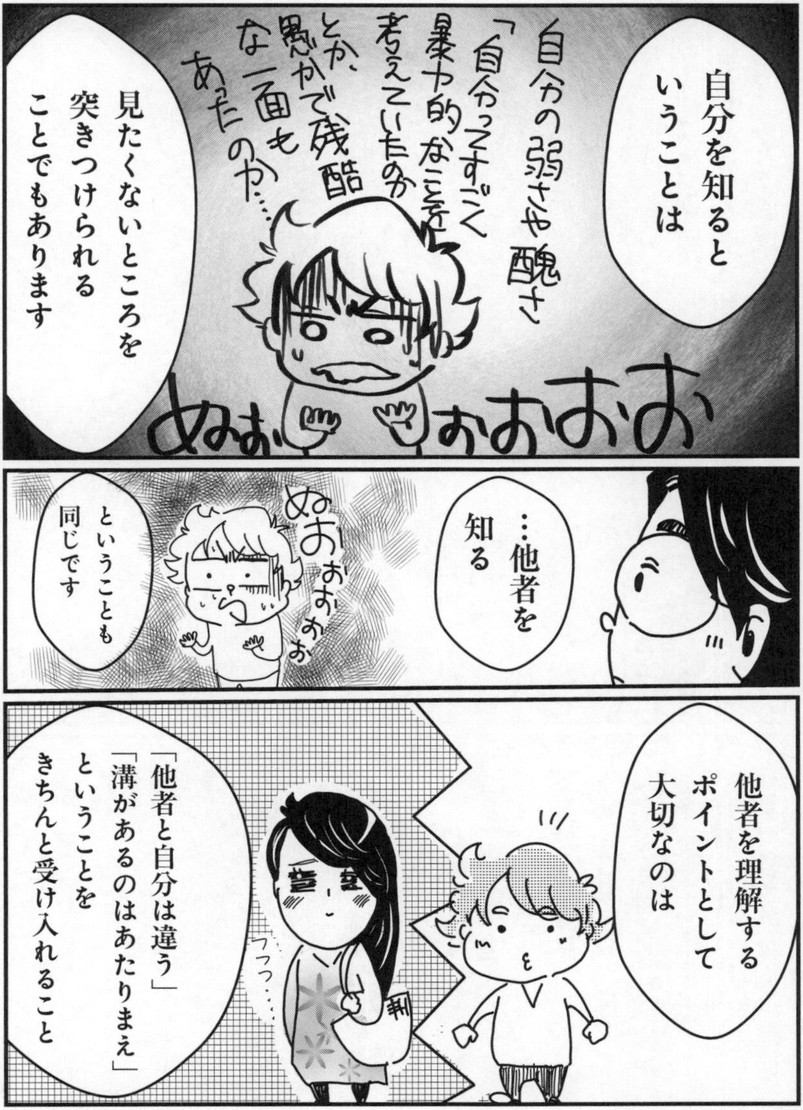
自分を知るということは
自分の弱さや醜さ
「自分ってすごく暴力的なことを考えていたのか」とか、愚かで残酷な一面もあったのか……
見たくないところを突きつけられることでもあります
ぬおおおおおお
…他者を知る
ということも同じです
ぬおおおおお
他者を理解するポイントとして大切なのは
「他者と自分は違う」「溝があるのはあたりまえ」ということをきちんと受け入れること
フフッ…

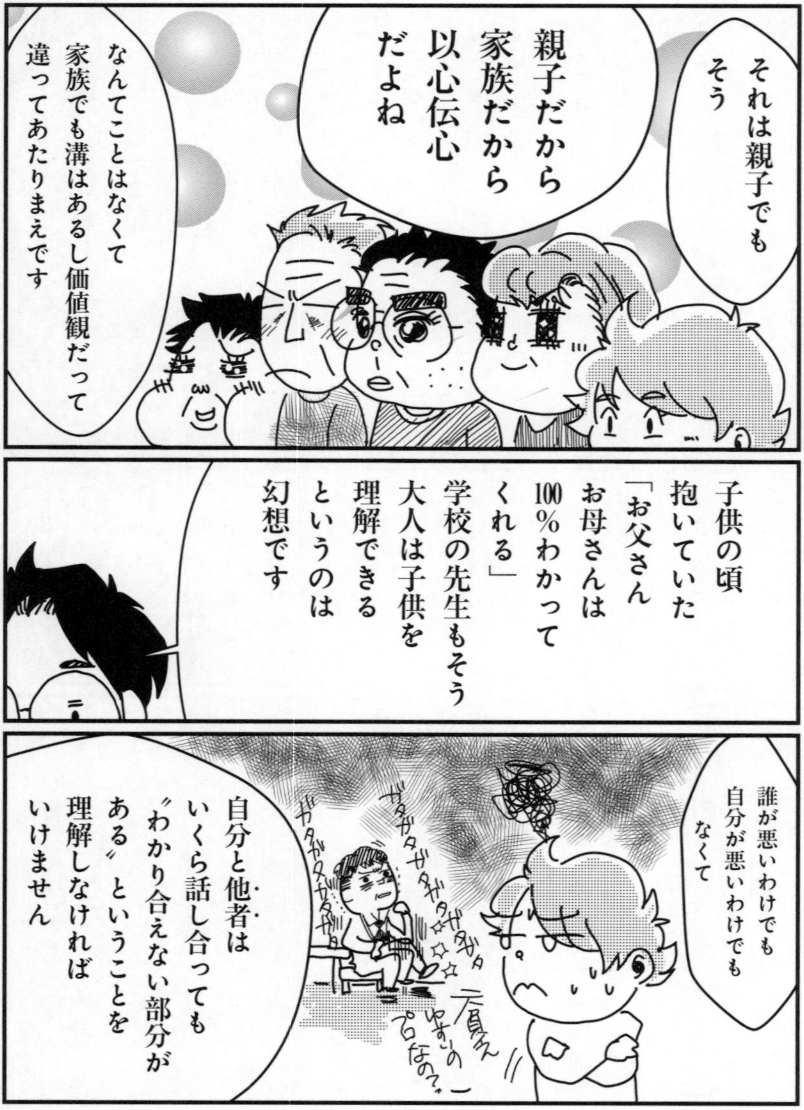
それは親子でも
そう
親子だから
家族だから
以心伝心
だよね
なんてことはなくて
家族でも溝はあるし価値観だって
違ってあたりまえです
子供の頃
抱いていた
「お父さん
お母さんは
100%わかって
くれる」
学校の先生もそう
大人は子供を
理解できる
というのは
幻想です
誰が悪いわけでも
自分が悪いわけでも
なくて
自分と他者は
いくら話し合っても
〝わかり合えない部分が
ある〟ということを
理解しなければ
いけません

◀解説と補足 P.104

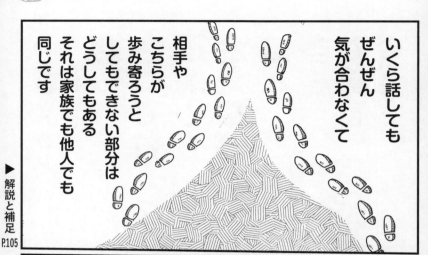

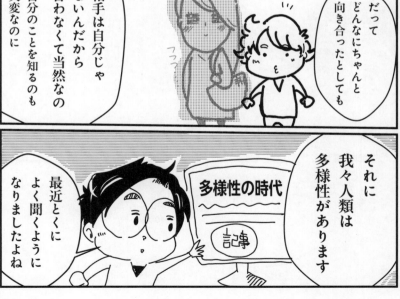

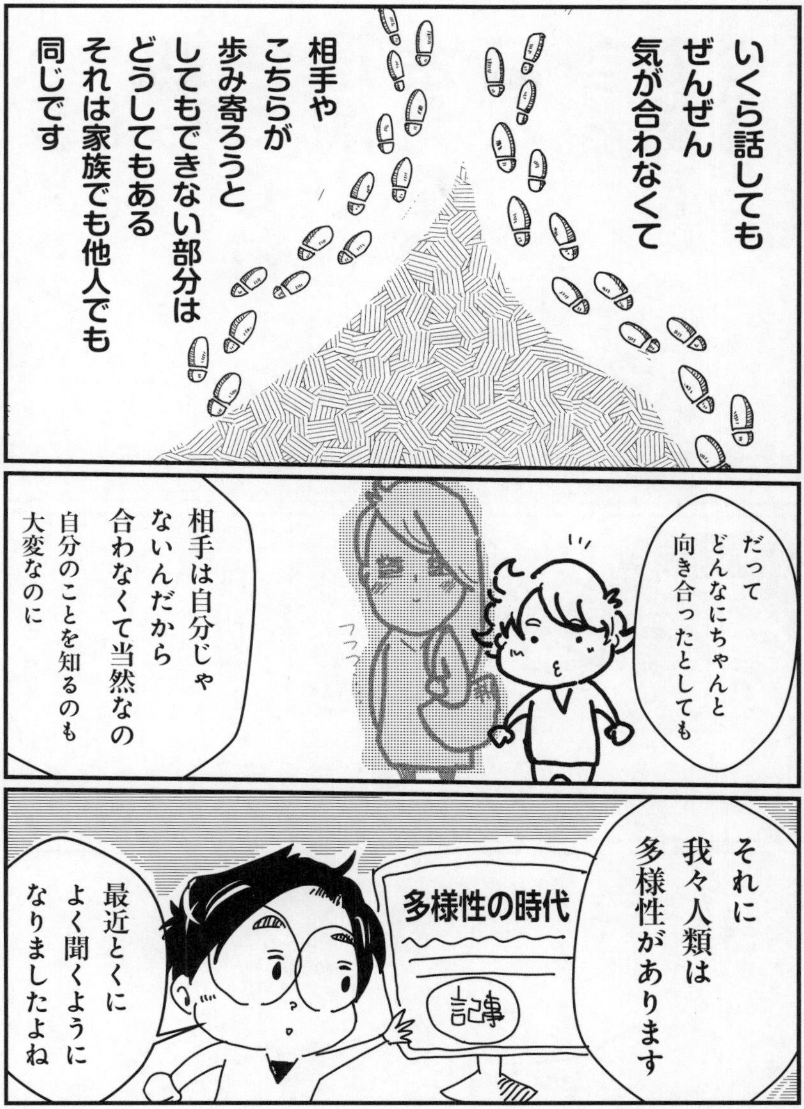
いくら話しても ぜんぜん 気が合わなくて
相手や こちらが 歩み寄ろうと してもできない部分は どうしてもある それは家族でも他人でも 同じです
だって どんなにちゃんと 向き合ったとしても
相手は自分じゃ ないんだから 合わなくて当然なの 自分のことを知るのも 大変なのに
それに 我々人類は 多様性が あります
多様性の時代
記事
最近とくに よく聞くように なりましたよね

▶解説と補足 P.105

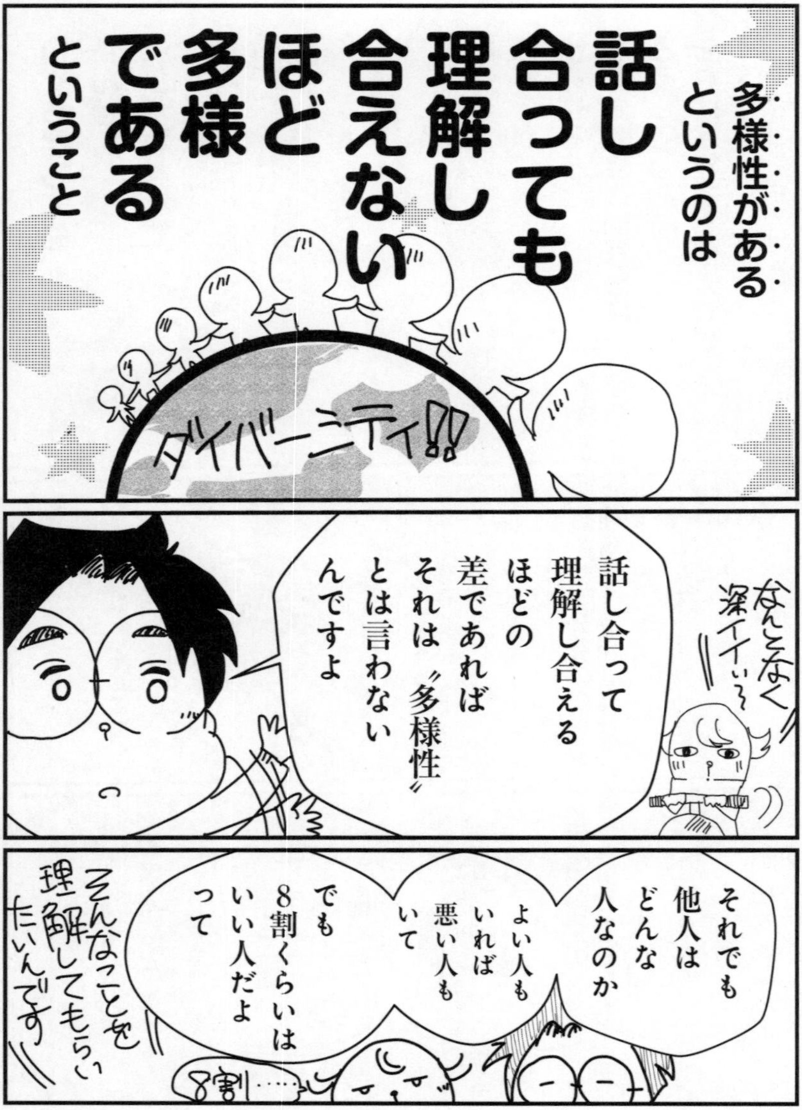
多様性がある
というのは
話し合っても理解し合えないほど多様である
ということ
ダイバーシティ!!
話し合って理解し合えるほどの差であればそれは〝多様性〟とは言わないんですよ
なんとなく深イイぃ〜
それでも他人はどんな人なのか
よい人もいれば悪い人もいて
でも8割くらいはいい人だよって
そんなことを理解してもらいたいんです
8割……

◀解説と補足 P.106

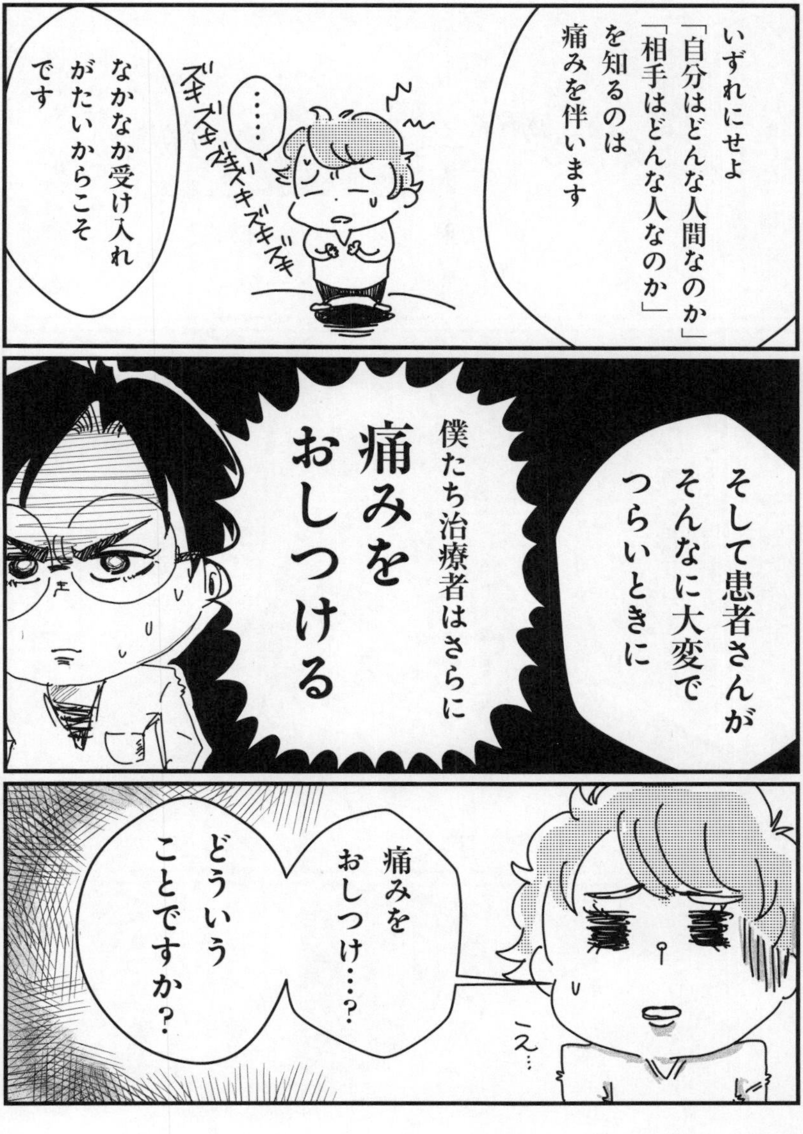
いずれにせよ
「自分はどんな人間なのか」
「相手はどんな人なのか」
を知るのは
痛みを伴います
……
ズキズキズキズキズキ
なかなか受け入れがたいからこそです
そして患者さんがそんなに大変でつらいときに
僕たち治療者はさらに
痛みをおしつける
え…
痛みをおしつけ…？
どういうことですか？

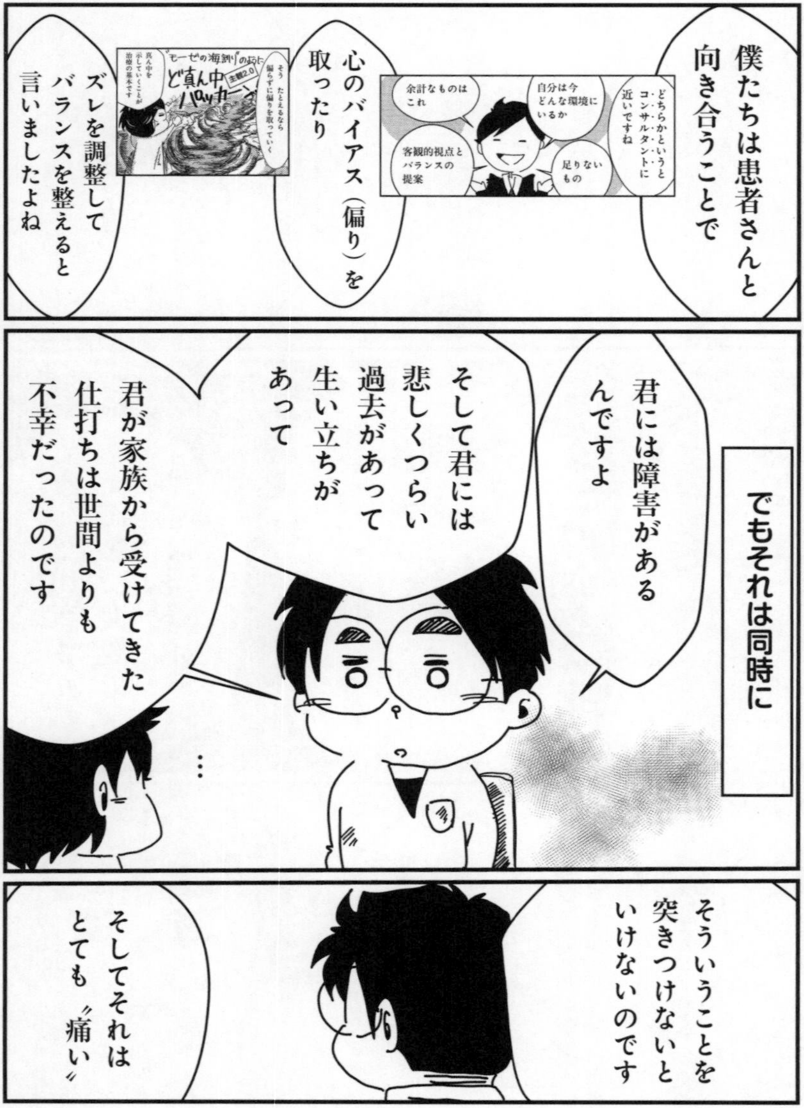

僕たちは患者さんと向き合うことで
どちらかというとコンサルタントに近いですね
自分は今どんな環境にいるか
余計なものはこれ
足りないもの
客観的視点とバランスの提案
心のバイアス（偏り）を取ったり
そう たとえるなら偏らずに偏りを取っていく
"モーゼの海割り"のように
ど真ん中パッカーン
主観2.0
真ん中を示していくことが治療の基本です
ズレを調整してバランスを整えると言いましたよね
でもそれは同時に
君には障害があるんですよ
そして君には悲しくつらい過去があって生い立ちがあって
君が家族から受けてきた仕打ちは世間よりも不幸だったのです
…
そういうことを突きつけないといけないのです
そしてそれはとても〝痛い〟

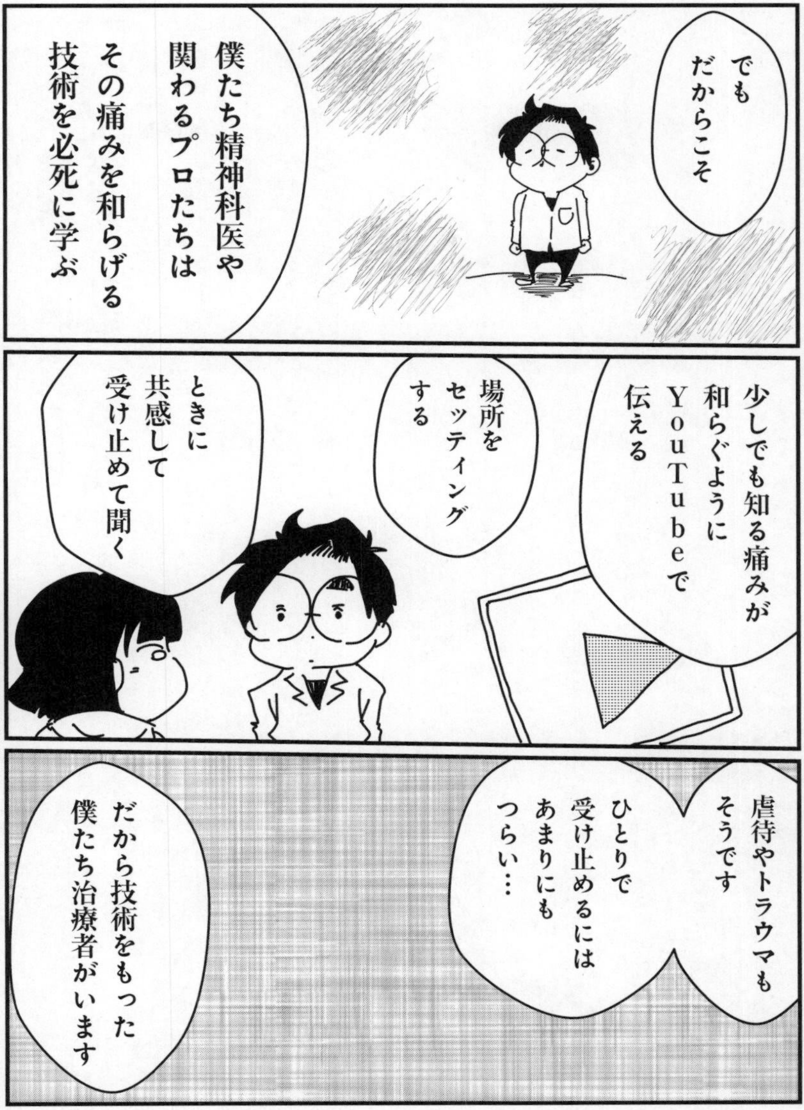
でもだからこそ
僕たち精神科医や関わるプロたちはその痛みを和らげる技術を必死に学ぶ
少しでも知る痛みが和らぐようにYouTubeで伝える
場所をセッティングする
ときに共感して受け止めて聞く
虐待やトラウマもそうです　ひとりで受け止めるにはあまりにもつらい…
だから技術をもった僕たち治療者がいます

▶解説と補足 P.107

解説&補足㉓

家族でも溝はあるし価値観も違ってあたりまえ

益田：自己理解と同時に、「他者理解」もとても重要です。そして他者は、自分とは決定的に違う存在で、僕らの間には溝がある。それは、たとえ親子だったり、家族であっても同様で、同じ生き物ではないのです。

子供のときは、「親や学校の先生は、自分を100％理解してくれる」という幻想に包まれていますが、実際は理解し合えない部分が必ずあります。「親子だから以心伝心だよね」というのは、残念ながらうそです。

わかり合えない部分もありながらも、結構わかってくれるじゃん、ありがとう！みたいな精神が大事ですね。

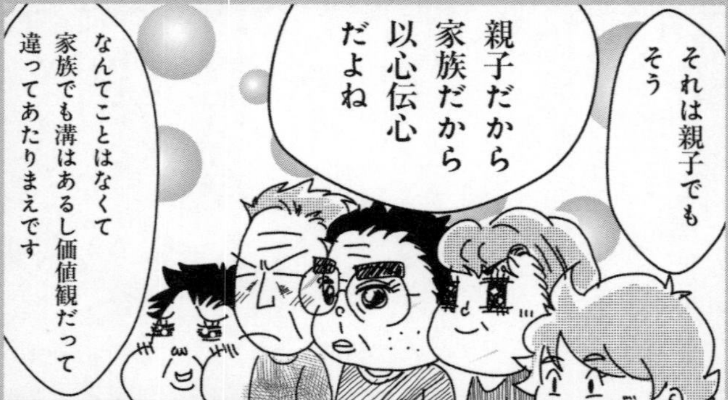
それは親子でもそう
親子だから家族だから以心伝心だよね
なんてことはなくて家族でも溝はあるし価値観だって違ってあたりまえです

解説&補足㉔

どんな親しい仲でも他人は思い通りにはならない

益田：親子にかぎらず、どんなに親しい友人や相性のいい恋人同士でも価値観は違うし、話し合っても相容れない部分はあるものです。そして、「愛し合っている者同士、信頼し合っていれば以心伝心できるんじゃないか」というのは、錯覚や幻想です。

「他人はコントロールできない」というあたりまえの事実も、身近な存在だとついつい無視してしまいがちです。そんな他者や社会を、あるがまま受け入れ、理解して受容していく。そして、こんなものだと諦めていく。そんな変化を受け入れていくことが治療を進める上で大切な要素です。

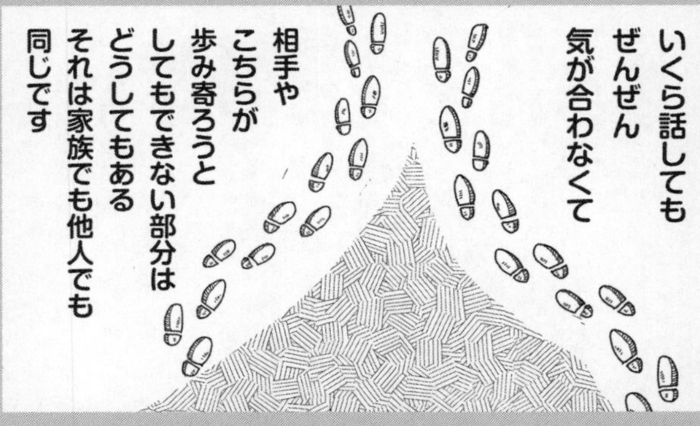
いくら話しても
ぜんぜん
気が合わなくて
相手や
こちらが
歩み寄ろうと
してもできない部分は
どうしてもある
それは家族でも他人でも
同じです

解説&補足㉕

多様性のある中でうまく機能するのが人間社会

ゆずこ：最近では多様性やダイバーシティという言葉を見かける機会が増えました。人種や性別だったり、年齢や価値観、ほかにも異なる属性をもった人々が、共存している状態ですよね。

益田：我々人類は多様性があります。そしてそれは、「話し合っても理解し合えないほど多様である」ということ。そして、理解し合えない者同士が同じ社会で共存し、機能しているという不思議な部分でもあります。これがどういうわけか、うまく機能するのが人間社会の不思議です。こんなことを理解するのが、他者理解でもあります。

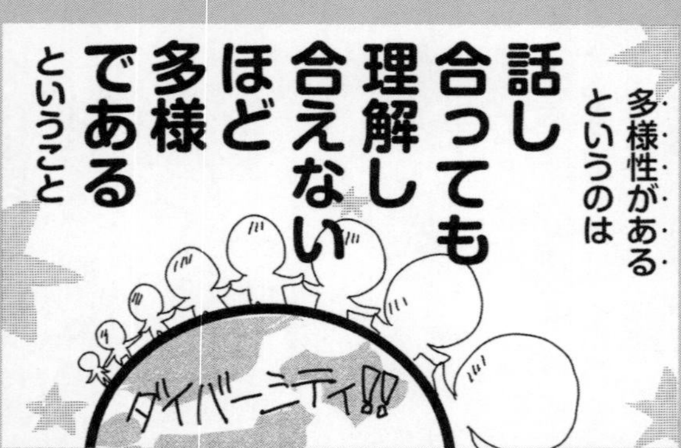
多様性があるというのは
話し合っても理解し合えないほど多様であるということ
ダイバーシティ!!

解説&補足 26

患者さんは自分の足で登らないといけない

益田：患者さんが自己理解や他者理解、しなやかな思考を得るためには、僕ら精神科医はその"知る痛み"を和らげるために協力します。でも結局、患者さんは自分の足で登らないといけない。心細さと知る痛みを、僕らはカウンセリングや認知行動療法（ＣＢＴ）、ＹｏｕＴｕｂｅで疾患の知識を得る機会を作ったりすることで、できるだけフォローしていきます。

痛くても心細くても、ものすごくゆっくりでも、前に進んでいるのなら問題はありません。痛みは、あなたがとても頑張っているという証拠です。

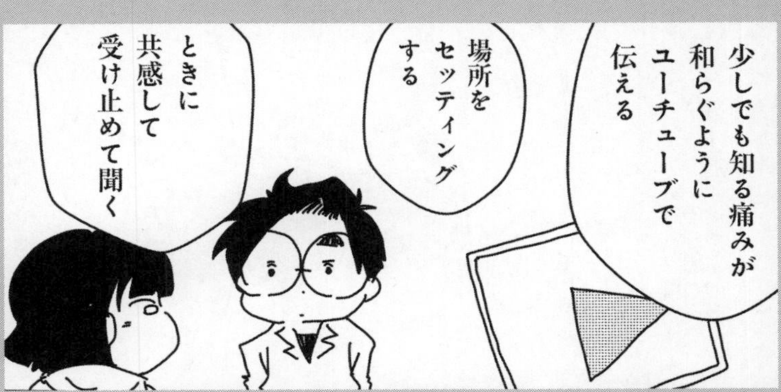

少しでも知る痛みが和らぐようにユーチューブで伝える
場所をセッティングする
ときに共感して受け止めて聞く

精神科の治癒のイメージとは
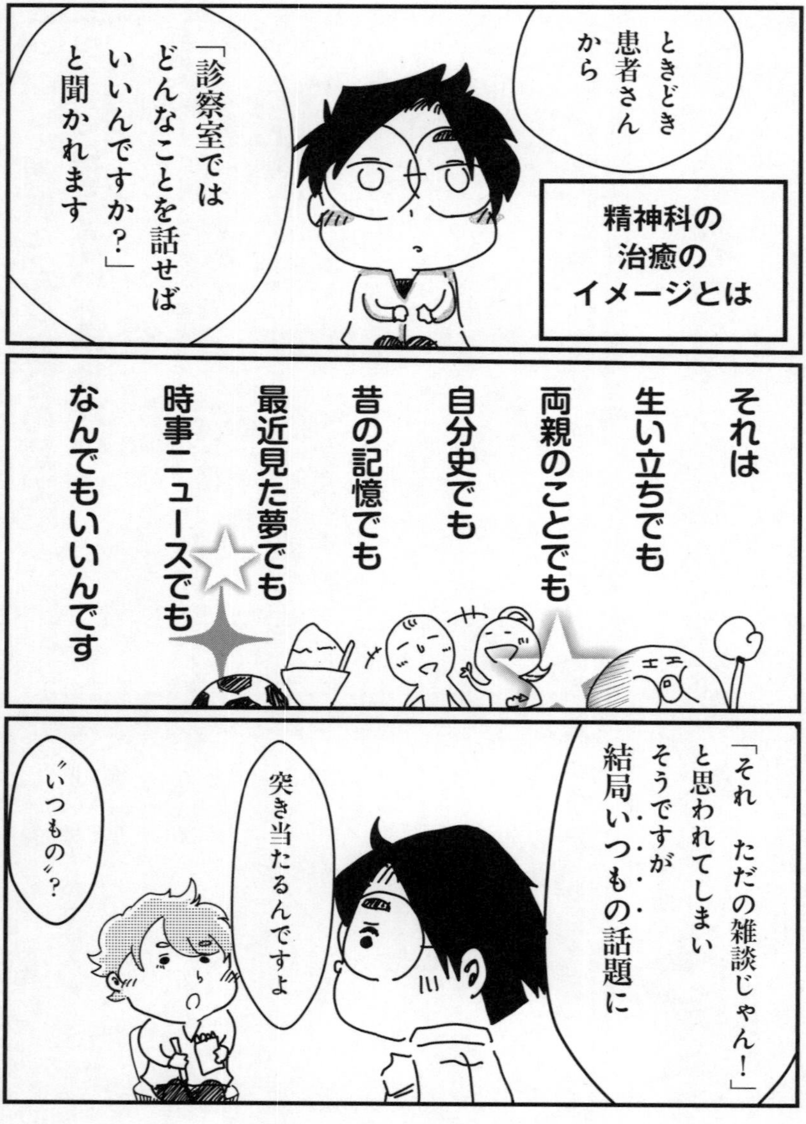

ときどき患者さんから
「診察室ではどんなことを話せばいいんですか？」と聞かれます
それは
生い立ちでも
両親のことでも
自分史でも
昔の記憶でも
最近見た夢でも
時事ニュースでも
なんでもいいんです
「それ　ただの雑談じゃん！」と思われてしまいそうですが・・・結局いつもの話題に
突き当たるんですよ
〝いつもの〟？

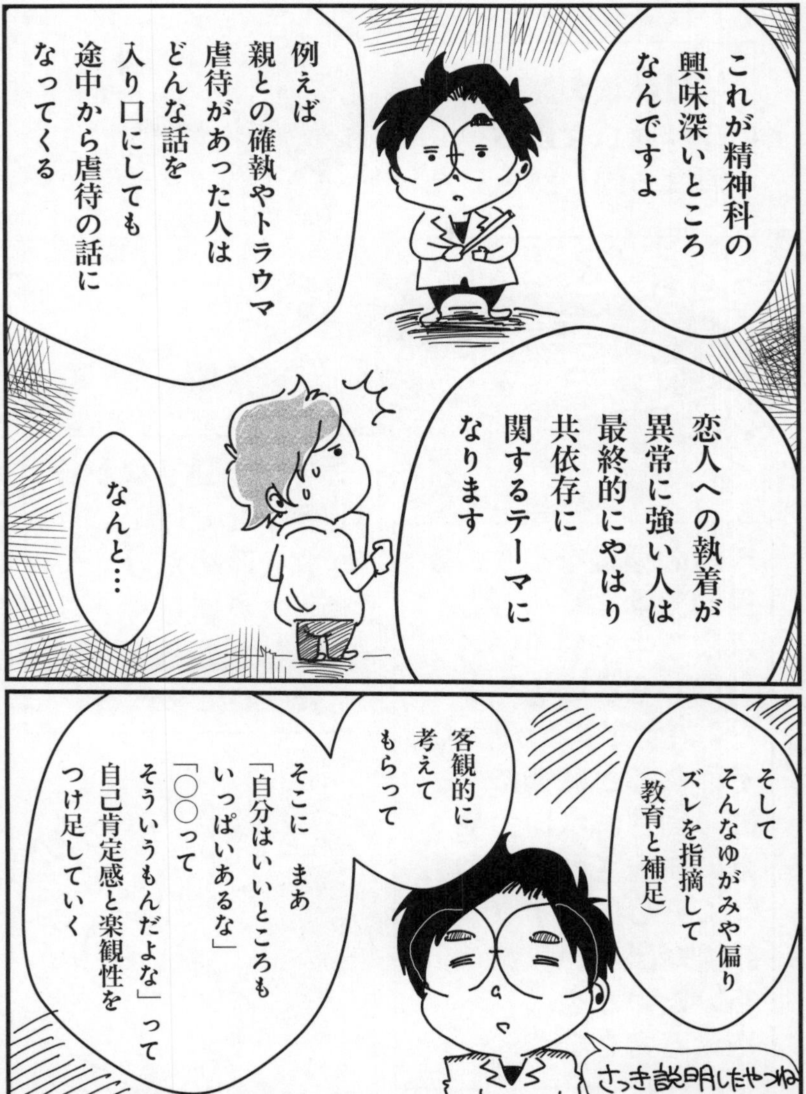
これが精神科の興味深いところなんですよ
例えば親との確執やトラウマ虐待があった人はどんな話を入り口にしても途中から虐待の話になってくる
恋人への執着が異常に強い人は最終的にやはり共依存に関するテーマになります
なんと…
そしてそんなゆがみや偏りズレを指摘して
（教育と補足）
客観的に考えてもらって
そこに　まあ「自分はいいところもいっぱいあるな」「〇〇ってそういうもんだよな」って自己肯定感と楽観性をつけ足していく
さっき説明したやつね

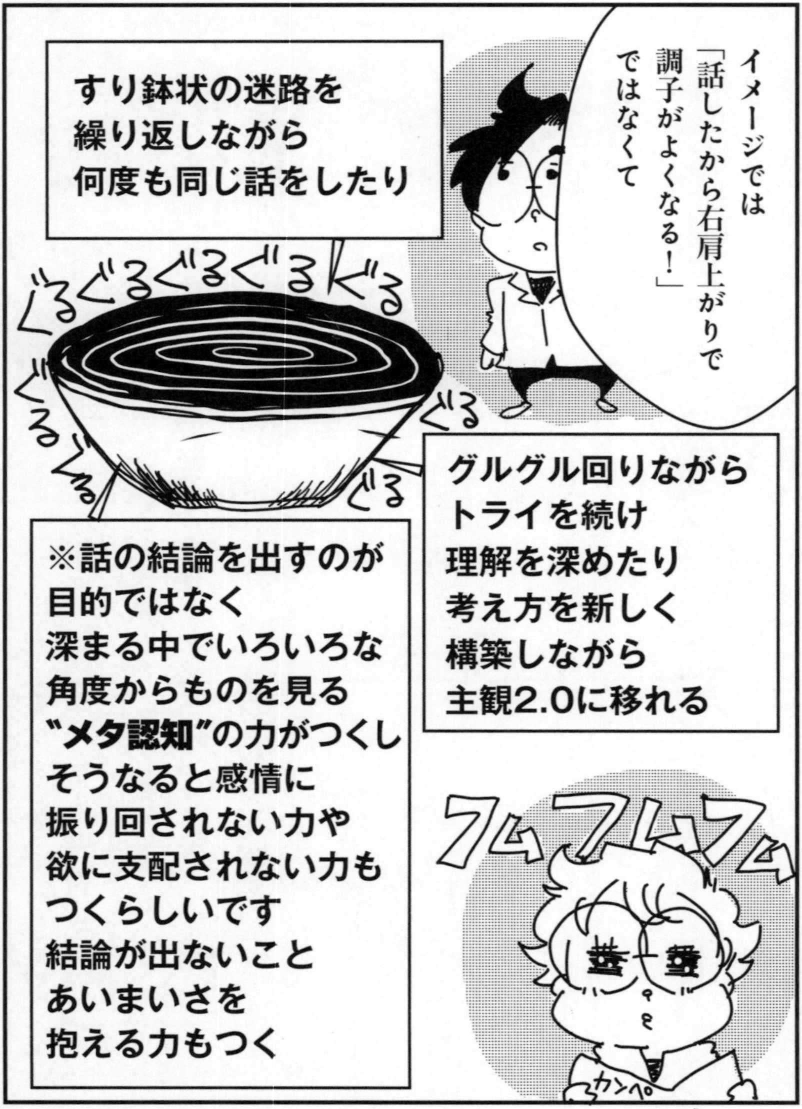

イメージでは「話したから右肩上がりで調子がよくなる！」ではなくて
すり鉢状の迷路を繰り返しながら何度も同じ話をしたり
ぐるぐるぐるぐるぐる
ぐる
ぐる
ぐる
ぐる
ぐる
グルグル回りながらトライを続け理解を深めたり考え方を新しく構築しながら主観2.0に移れる
※話の結論を出すのが目的ではなく深まる中でいろいろな角度からものを見る“メタ認知”の力がつくしそうなると感情に振り回されない力や欲に支配されない力もつくらしいです結論が出ないことあいまいさを抱える力もつく
フムフムフム
カンペ

◀解説と補足 P.115

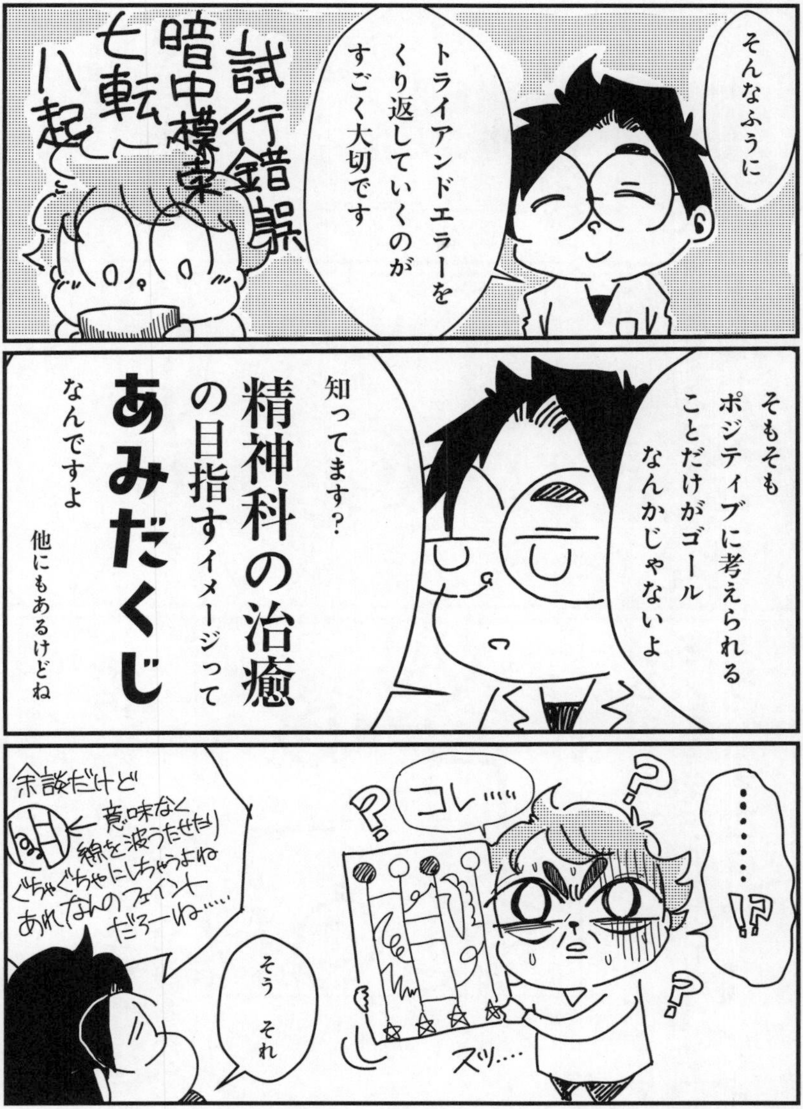
そんなふうに
トライアンドエラーをくり返していくのがすごく大切です
試行錯誤
暗中模索
七転八起
そもそもポジティブに考えられることだけがゴールなんかじゃないよ
知ってます？
精神科の治癒の目指すイメージってあみだくじなんですよ
他にもあるけどね
……!?
コレ……
ズリ…
そう　それ
余談だけど
意味なく線を波うたせたりぐちゃぐちゃにしちゃうよね
あれなんのフェイントだろーね……

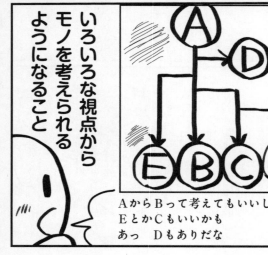

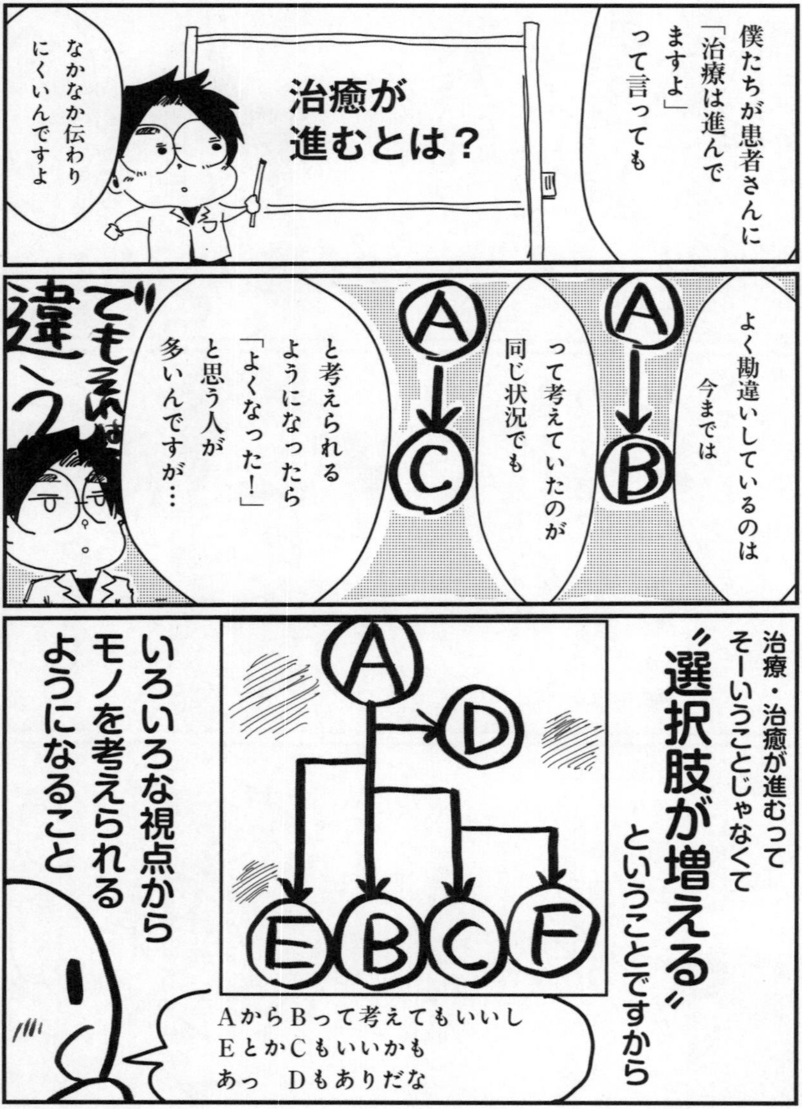
僕たちが患者さんに「治療は進んでますよ」って言っても
治癒が進むとは？
なかなか伝わりにくいんですよ
よく勘違いしているのは
今までは
A
B
って考えていたのが同じ状況でも
A
C
と考えられるようになったら「よくなった！」と思う人が多いんですが…
でもそれは違う
治療・治癒が進むってそーいうことじゃなくて
“選択肢が増える”
ということですから
A
D
E
B
C
F
いろいろな視点からモノを考えられるようになること
AからBって考えてもいいし
EとかCもいいかも
あっ　Dもありだな

◀解説と補足 P.116

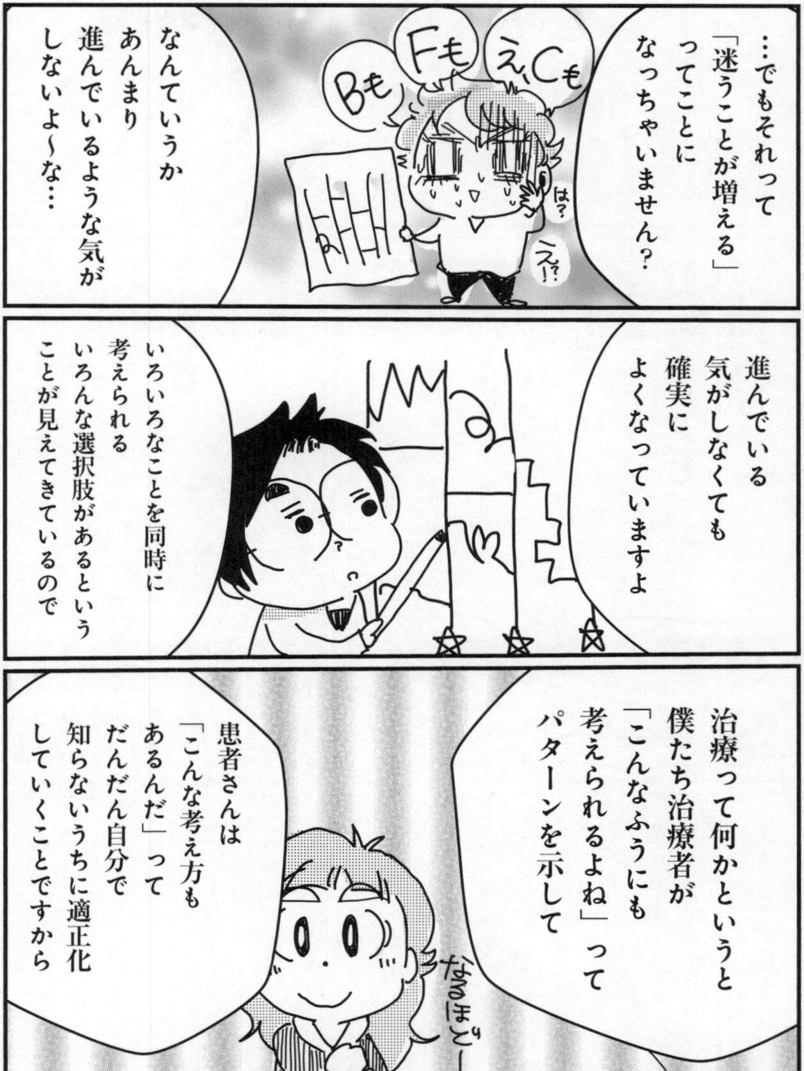
…でもそれって
「迷うことが増える」
ってことに
なっちゃいません？
え、Cも
Fも
Bも
は？
え!?
なんていうか
あんまり
進んでいるような気が
しないよ～な…
進んでいる
気がしなくても
確実に
よくなっていますよ
いろいろなことを同時に
考えられる
いろんな選択肢があるという
ことが見えてきているので
治療って何かというと
僕たち治療者が
「こんなふうにも
考えられるよね」って
パターンを示して
患者さんは
「こんな考え方も
あるんだ」って
だんだん自分で
知らないうちに適正化
していくことですから
なるほどー

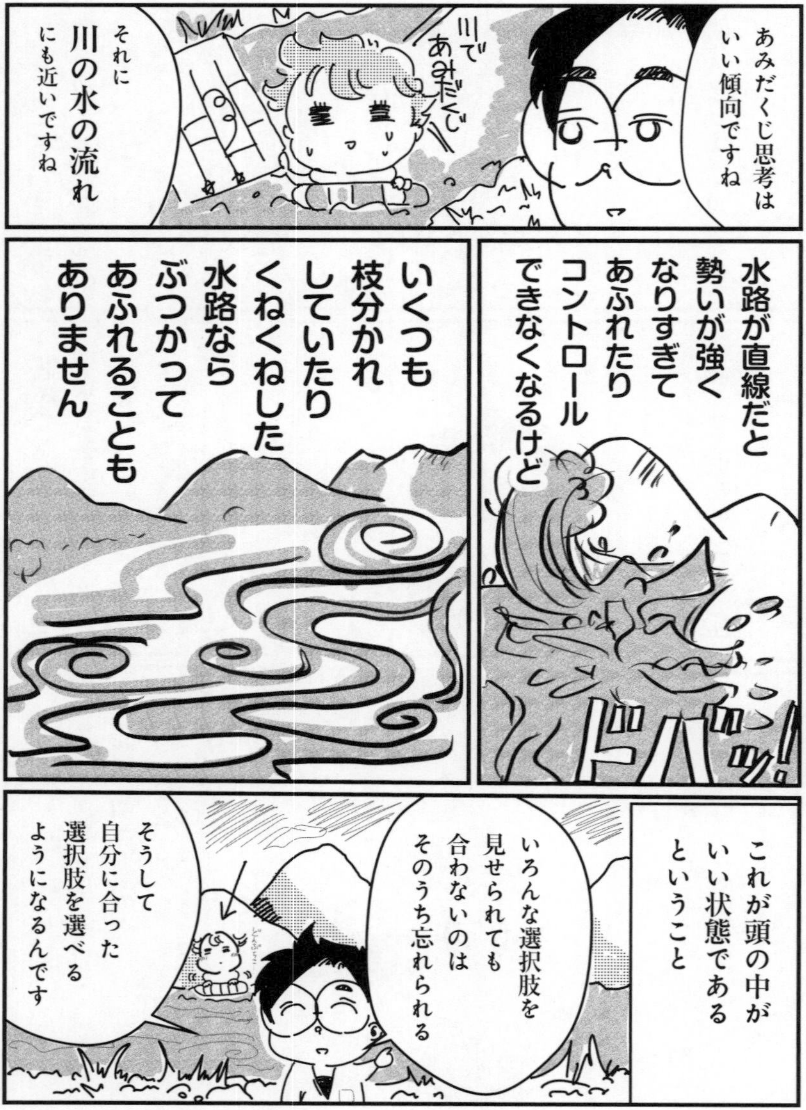

あみだくじ思考は
いい傾向ですね
川で
あみだくじ
それに
川の水の流れ
にも近いですね
水路が直線だと
勢いが強く
なりすぎて
あふれたり
コントロール
できなくなるけど
ドバッ!
いくつも
枝分かれ
していたり
くねくねした
水路なら
ぶつかって
あふれることも
ありません
これが頭の中が
いい状態である
ということ
いろんな選択肢を
見せられても
合わないのは
そのうち忘れられる
そうして
自分に合った
選択肢を選べる
ようになるんです

◀解説と補足 P.117

解説&補足 27

「メタ認知」を鍛えれば柔軟なものの考え方が身につく

益田：メタ認知とは、物事をいろいろな角度から見たり、考えることができる能力です。その能力を駆使し、俯瞰的に理解したり、感情に支配されず冷静に考えることができます。

人によって生まれつきの得意、不得意はありますが、メタ認知は学習によって少しずつ鍛えていくことが可能です。

ゆずこ：脳内のいろんなところに、自由自在に動くドローンのようなカメラがついているイメージですかね。対象物から引けるし、寄れるし。それか、いくつものカメラがスイッチ一つで「パン！」と切り替わる感じ。

益田：そうですね。メタ認知が得意な人ほど、柔軟にものを考えたり、アイデアも豊富です。

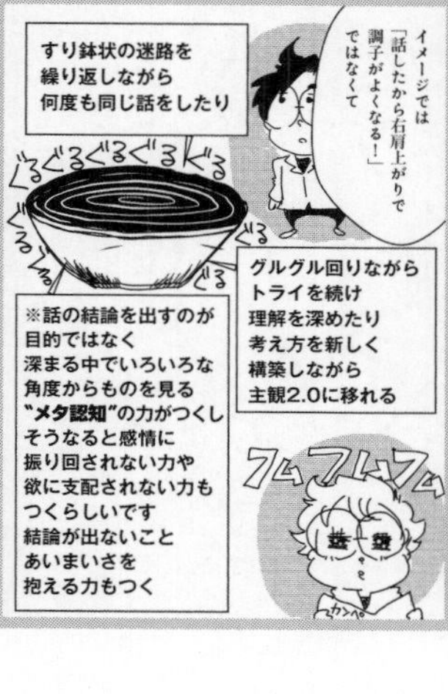
イメージでは「話したから右肩上がりで調子がよくなる！」ではなくて
すり鉢状の迷路を繰り返しながら何度も同じ話をしたり
ぐるぐるぐるぐるぐる
ぐる
ぐる
ぐるぐる
グルグル回りながらトライを続け理解を深めたり考え方を新しく構築しながら主観2.0に移れる
※話の結論を出すのが目的ではなく深まる中でいろいろな角度からものを見る“メタ認知”の力がつくしそうなると感情に振り回されない力や欲に支配されない力もつくらしいです結論が出ないことあいまいさを抱える力もつく
フムフムフム

解説&補足 28

治療が進むというのは選択肢が増えるということ

益田：「どうやって人の心は癒《い》えていくのか」「どうしたら不安が減っていくのか」を想像してもらっても、患者さんはなかなか治癒のイメージをもつのが難しいようです。

よく誤解されることが多いのですが、「今まで悲観的だったことがポジティブに考えられるようになった！＝よくなった」というわけではありません。

ゆずこ：頭の中で直列だったものが、ぶわっといくつも考える配線が広がっていくようなイメージですか？

（P．117へ続く）

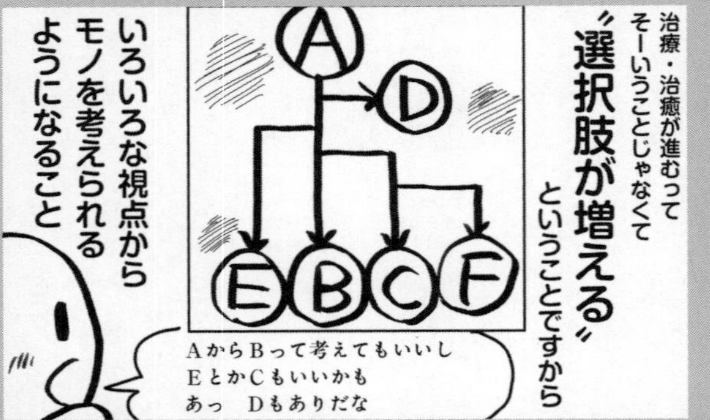

治療・治癒が進むって
そーいうことじゃなくて
"選択肢が増える"
ということですから
A
D
E
B
C
F
AからBって考えてもいいし
EとかCもいいかも
あっ　Dもありだな
いろいろな視点から
モノを考えられる
ようになること

解説&補足㉙

適正化された思考回路は豊かな川の流れのよう

益田：考え方を川の水にたとえるとイメージしやすいかもしれません。水が流れるときに、水路が一直線だと勢いが強くなりすぎます。つまり、自分ではコントロールできなくなったり、どこかであふれてしまうかもしれない。

ゆずこ：そこで「じゃあAからBの水路がダメなら、AからCに変えよう！」となっても、結局スライドしただけで、なにも変わっていないですよね。

益田：そうなんです。そこであふれないようにいろんなパターンの水路を頭の中で用意する。これが、頭の中がよい状態（適正化）ということ。精神科医の治療とは、患者さんに答えを教えたり、答えを選ばせるのではなくて、いろいろな選択肢があることを伝えること。「そんな見方もできるよね」と補助してあげるイメージです。

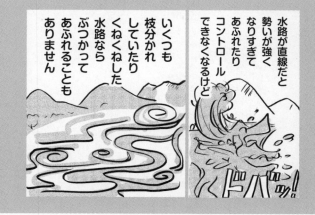

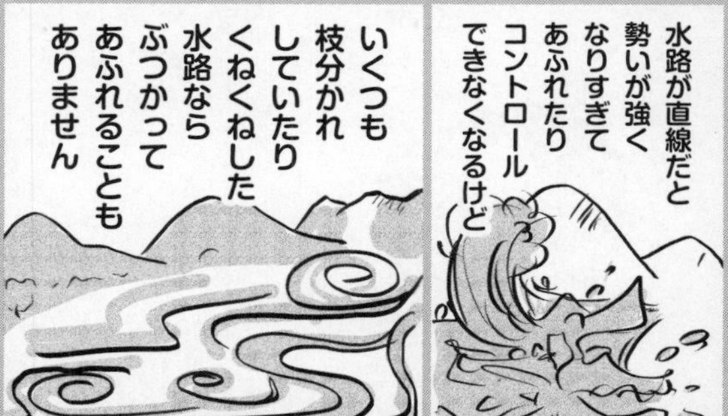
水路が直線だと
勢いが強く
なりすぎて
あふれたり
コントロール
できなくなるけど
ドバッ！
いくつも
枝分かれ
していたり
くねくねした
水路なら
ぶつかって
あふれることも
ありません

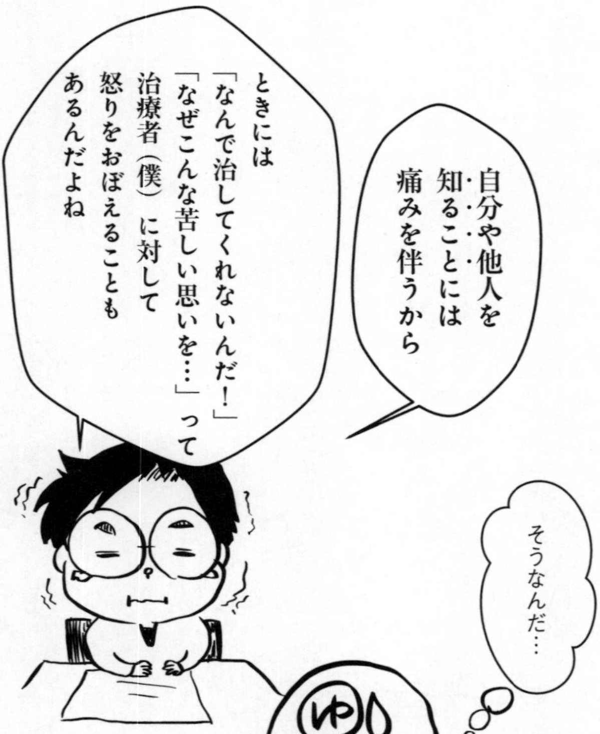
自分や他人を知ることには痛みを伴うから
ときには「なんで治してくれないんだ！」「なぜこんな苦しい思いを…」って治療者（僕）に対して怒りをおぼえることもあるんだよね
そうなんだ…
ゆ

第3章

心の病は こうして治る

～ある患者の体験談～

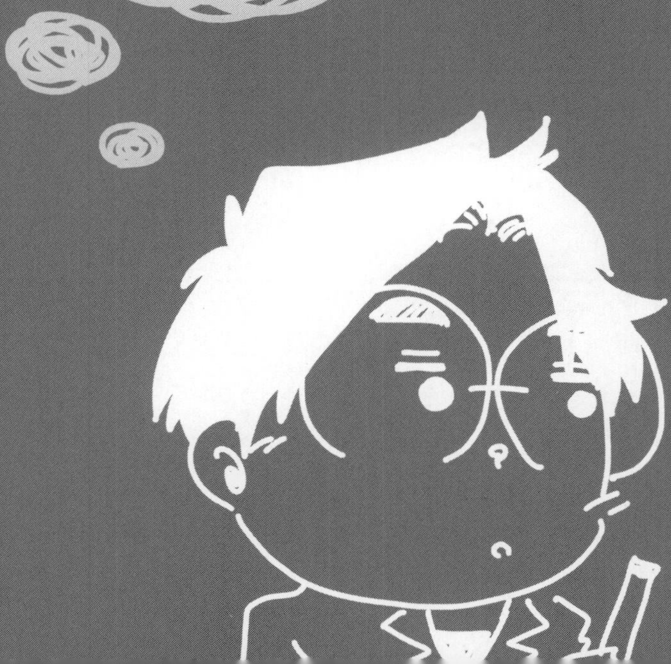

※実際の患者さんの体験を基に描いています

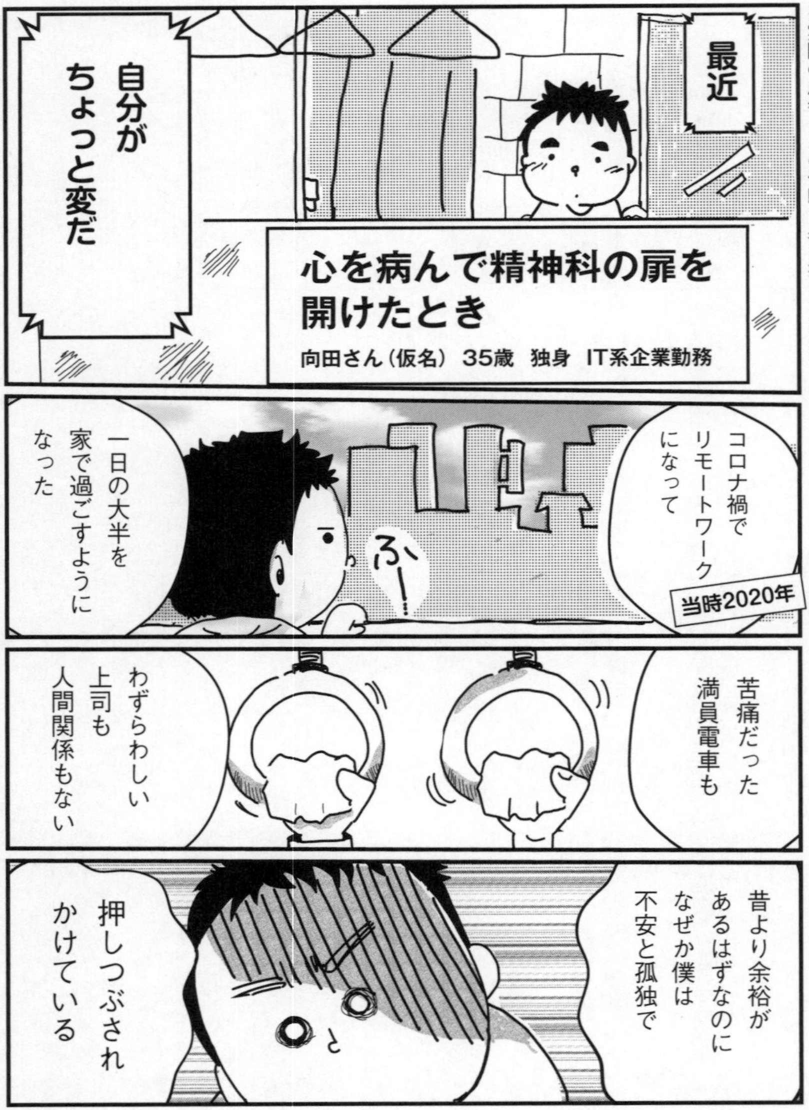

最近
自分がちょっと変だ
心を病んで精神科の扉を開けたとき
向田さん（仮名） 35歳 独身 IT系企業勤務
コロナ禍でリモートワークになって
当時2020年
ふー
一日の大半を家で過ごすようになった
苦痛だった満員電車も
わずらわしい上司も人間関係もない
昔より余裕があるはずなのになぜか僕は不安と孤独で
押しつぶされかけている

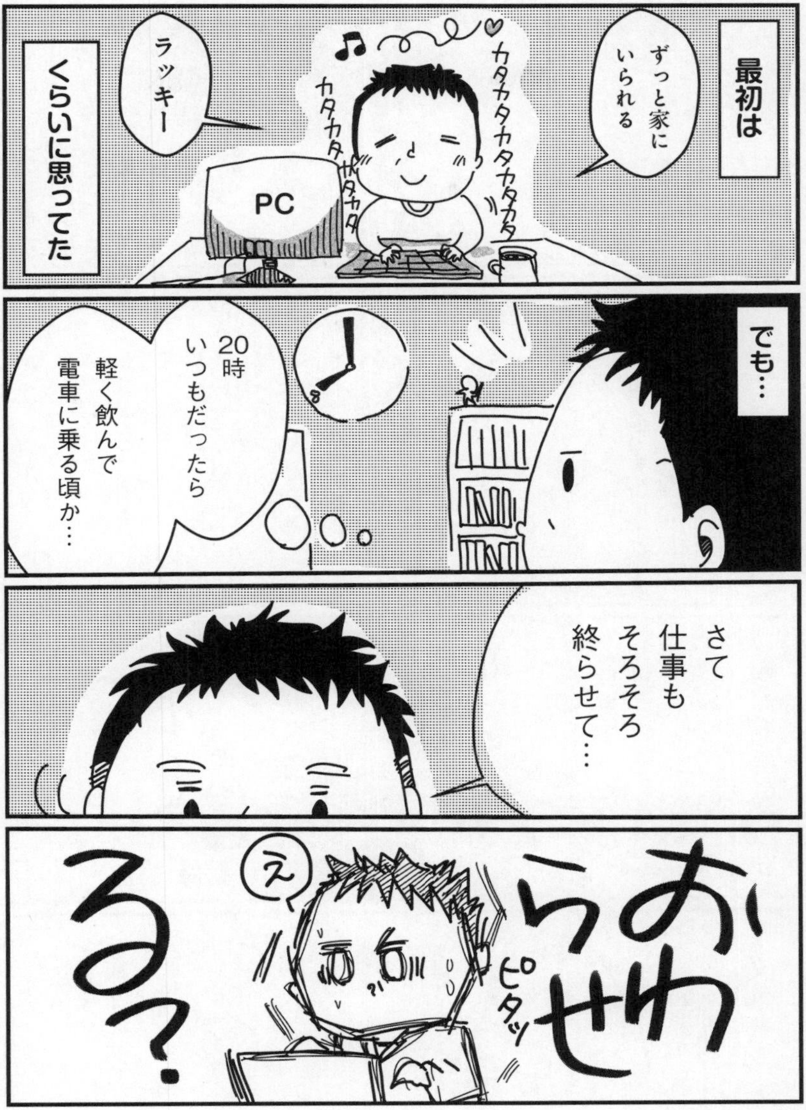
最初は
ずっと家にいられる
カタカタカタカタ
カタカタ
PC
ラッキー
くらいに思ってた
でも…
20時
いつもだったら
軽く飲んで電車に乗る頃か…
さて仕事もそろそろ終らせて…
おわらせる?
ピタッ
え

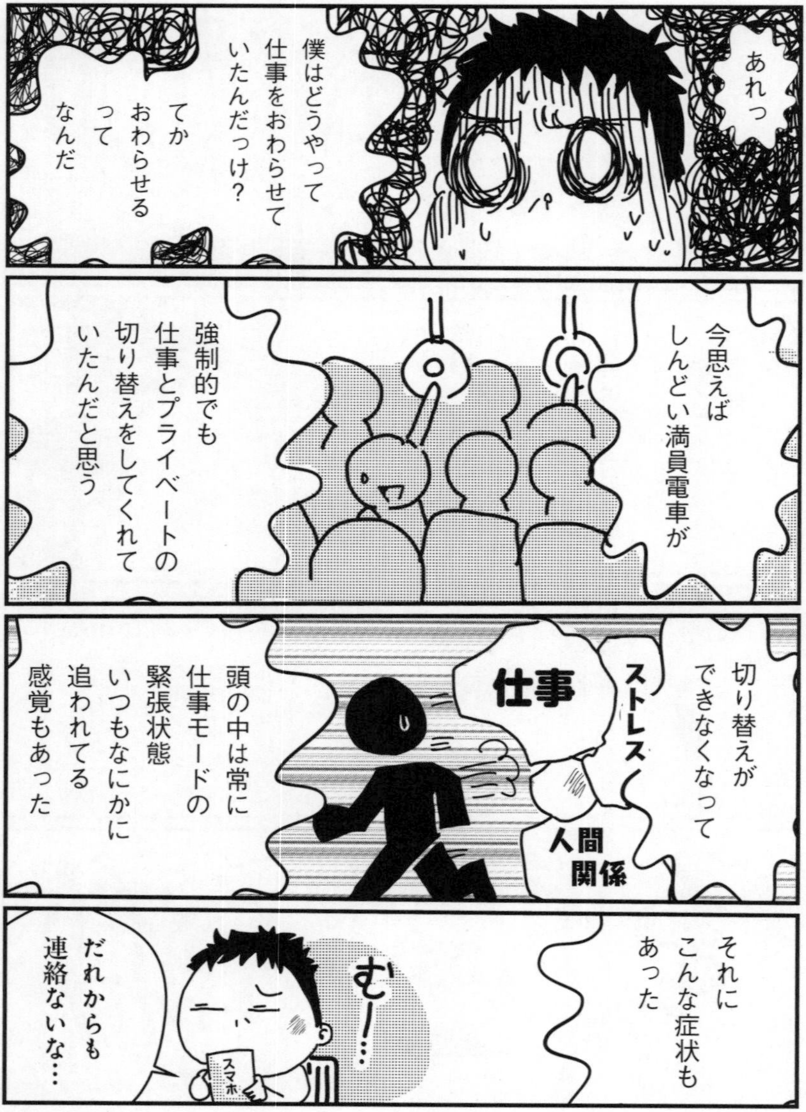
あれっ
僕はどうやって仕事をおわらせていたんだっけ？
てかおわらせるってなんだ
今思えばしんどい満員電車が
強制的でも仕事とプライベートの切り替えをしてくれていたんだと思う
切り替えができなくなって
ストレス
仕事
人間関係
頭の中は常に仕事モードの緊張状態いつもなにかに追われてる感覚もあった
それにこんな症状もあった
む～…
スマホ
だれからも連絡ないな…

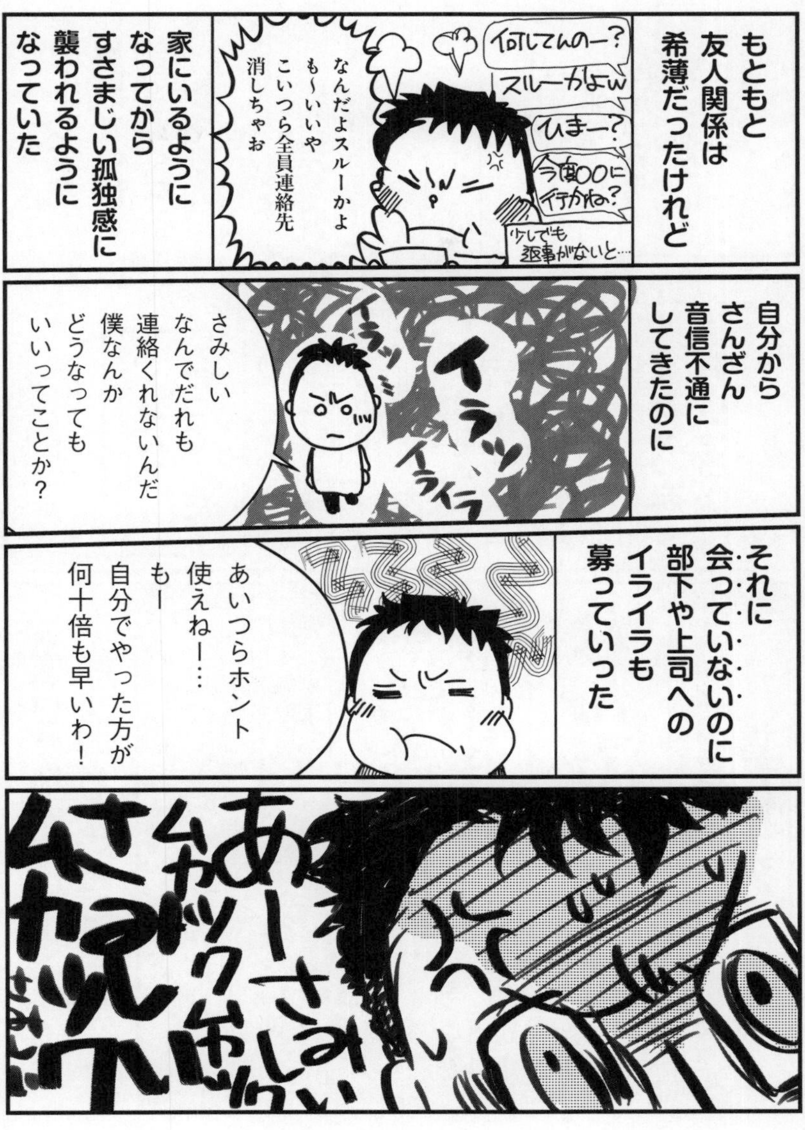
もともと
友人関係は
希薄だったけれど
何してんのー？
スルーかよw
ひまー？
今度○○に
行かね？
少しでも
返事がないと…
なんだよスルーかよ
も～いいや
こいつら全員連絡先
消しちゃお
家にいるように
なってから
すさまじい孤独感に
襲われるように
なっていた
自分から
さんざん
音信不通に
してきたのに
イラッ
イラッ
イライラ
さみしい
なんでだれも
連絡くれないんだ
僕なんか
どうなっても
いいってことか？
それに
会っていないのに
部下や上司への
イライラも
募っていった
あいつらホント
使えねー…
もー
自分でやった方が
何十倍も早いわ！
あー
ムカツク
さみしい

▶解説と補足 P.125

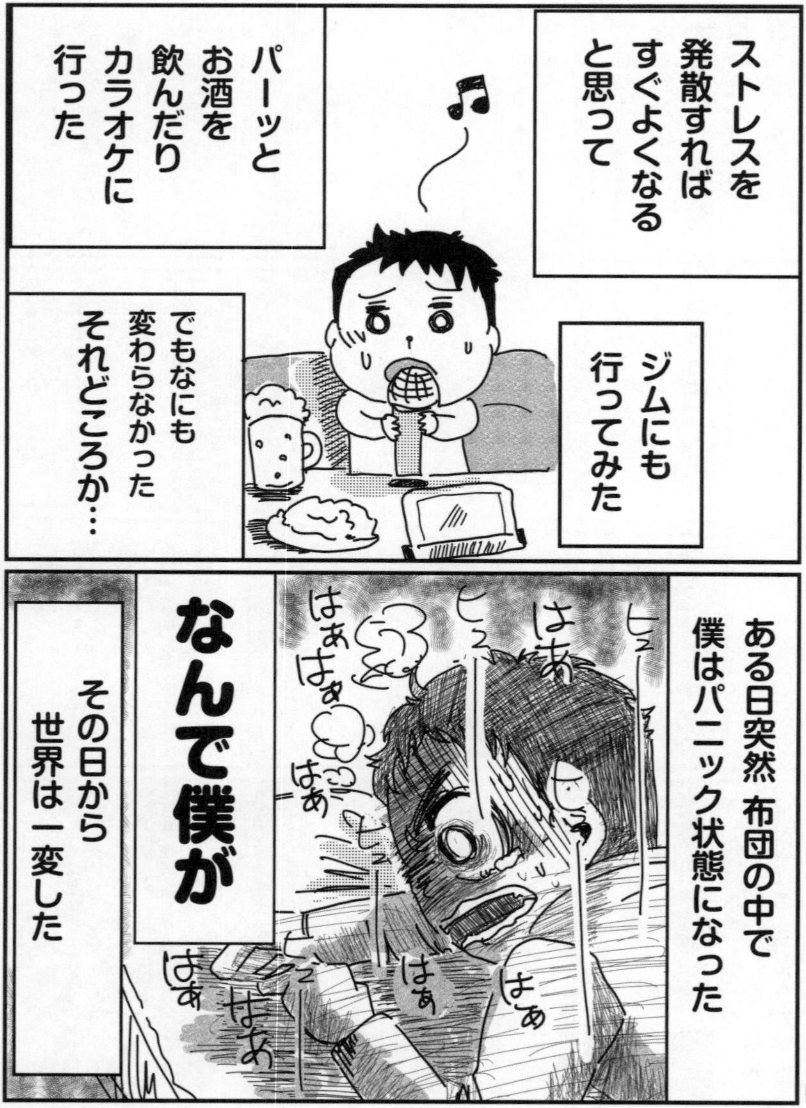
ストレスを発散すればすぐよくなると思って
パーッとお酒を飲んだりカラオケに行った
ジムにも行ってみた
でもなにも変わらなかったそれどころか…
ある日突然 布団の中で僕はパニック状態になった
はぁ
ヒュー
はぁ
はぁ
はぁ
はぁ
はぁ
はぁ
なんで僕が
その日から世界は一変した

◀解説と補足 P.126

解説＆補足30

孤立につながる人間関係の「リセット癖」

益田：嫌なことがあると、仕事でも人間関係でも「もういい！」と自分からシャットアウトしてしまうことを、「リセット癖」といいます。完璧主義の人に多く、きちんと仕事をこなすのですが、突然、嫌になってしまうのが玉にきずです。「まあいいか」と自分にも優しくできず、結果的につながりを切ってしまう。そして、新しくやり直そうと奮起するのですが、しばらくたつと、また折れてしまう。

こういう人は当然生きづらく、うつにもなりやすい傾向にあります。なので、こういう考え方を変えていくのも、精神科の治療といえます。

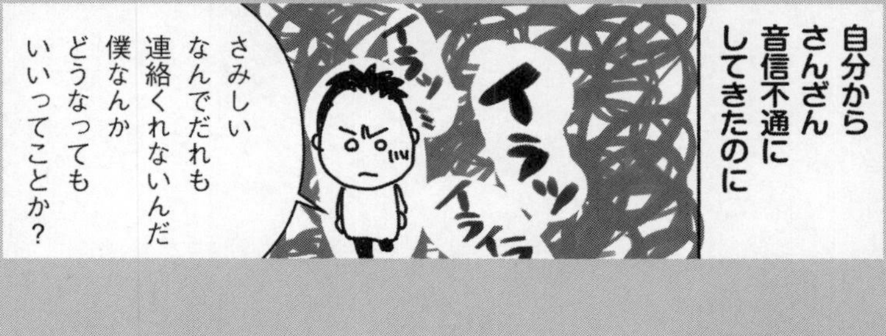
自分から
さんざん
音信不通に
してきたのに
イラッ
イラッ
イライラ
さみしい
なんでだれも
連絡くれないんだ
僕なんか
どうなっても
いいってことか？

解説&補足31

ある患者さんの体験「あの夜、僕は布団の中で溺れた」

ゆずこ：3章は、ある患者さんの体験談を基にしています。「ある日突然、なんの前触れもなく〝大きな異変〟が起きた。僕の生きている世界は一変してしまった」のだと。その日を境に、「夜、布団の中で空気がうまく吸えなくなって、動悸がひどくなって、不安感に体全体が支配されるみたいでした。まるで、真っ暗な海の中に引きずり込まれるような感覚。〝布団の中で溺れる〟というイメージが近いです」（ご本人談）

益田：この患者さんの状況を精神医学用語でどう表現したらいいか、ちょっと難しいですが、現代的な用語を使うなら、呼吸苦と動悸などから「パニック発作」とも言えるし、突然の現実感の喪失というのは「精神病的抑うつ反応」という言葉になるかな、と思います。

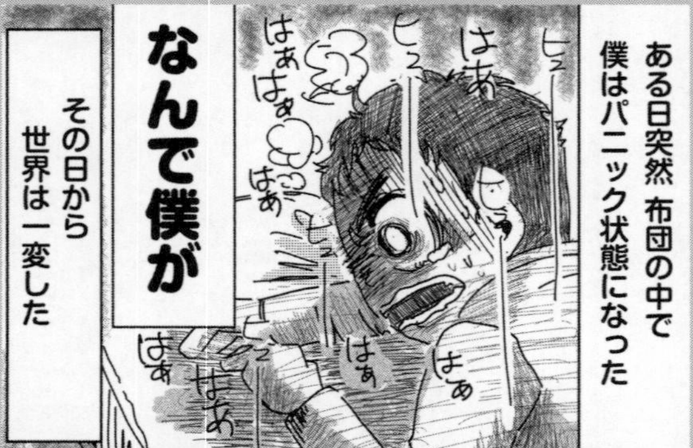
ある日突然 布団の中で
僕はパニック状態になった
はぁ
ヒュー
ヒュー
はぁ
はぁ
はぁ
はぁ
はぁ
はぁ
はぁ
はぁ
なんで僕が
その日から
世界は一変した

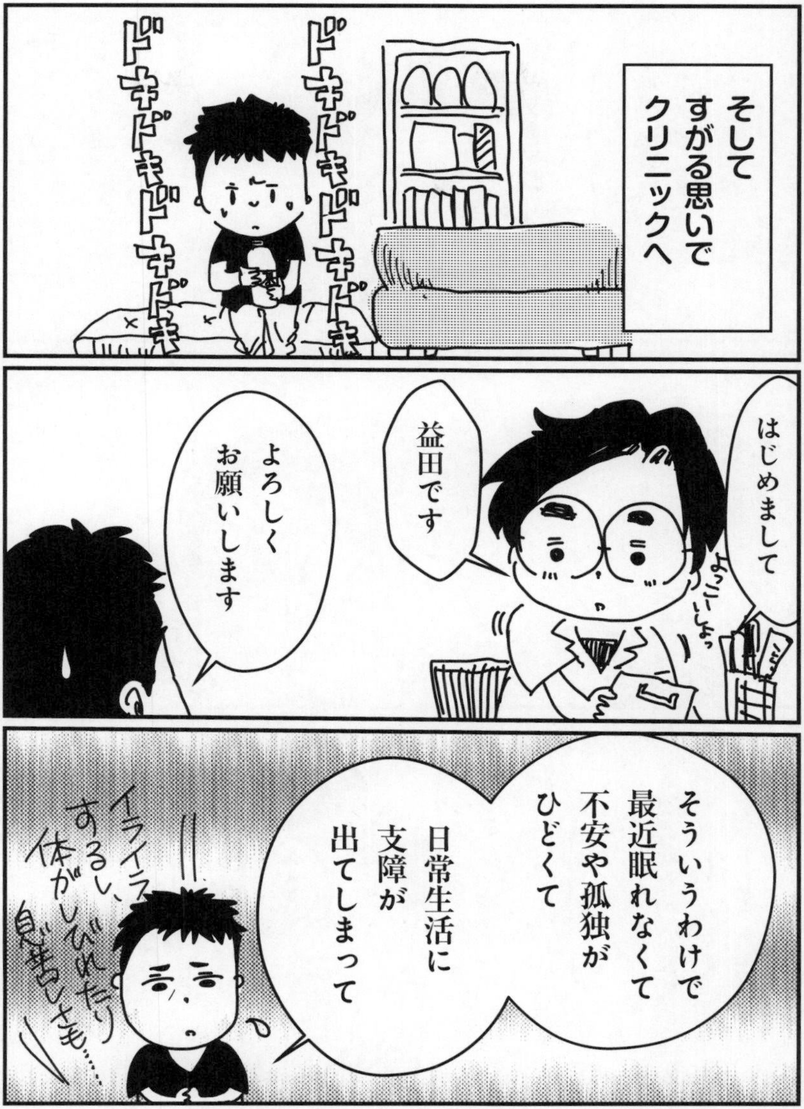
そして
すがる思いで
クリニックへ
ドキドキドキドキドキ
ドキドキドキドキドキ
はじめまして
益田です
よっこいしょっ
よろしく
お願いします
そういうわけで
最近眠れなくて
不安や孤独が
ひどくて
日常生活に
支障が
出てしまって
イライラするし、
体がしびれたり
息苦しさも……

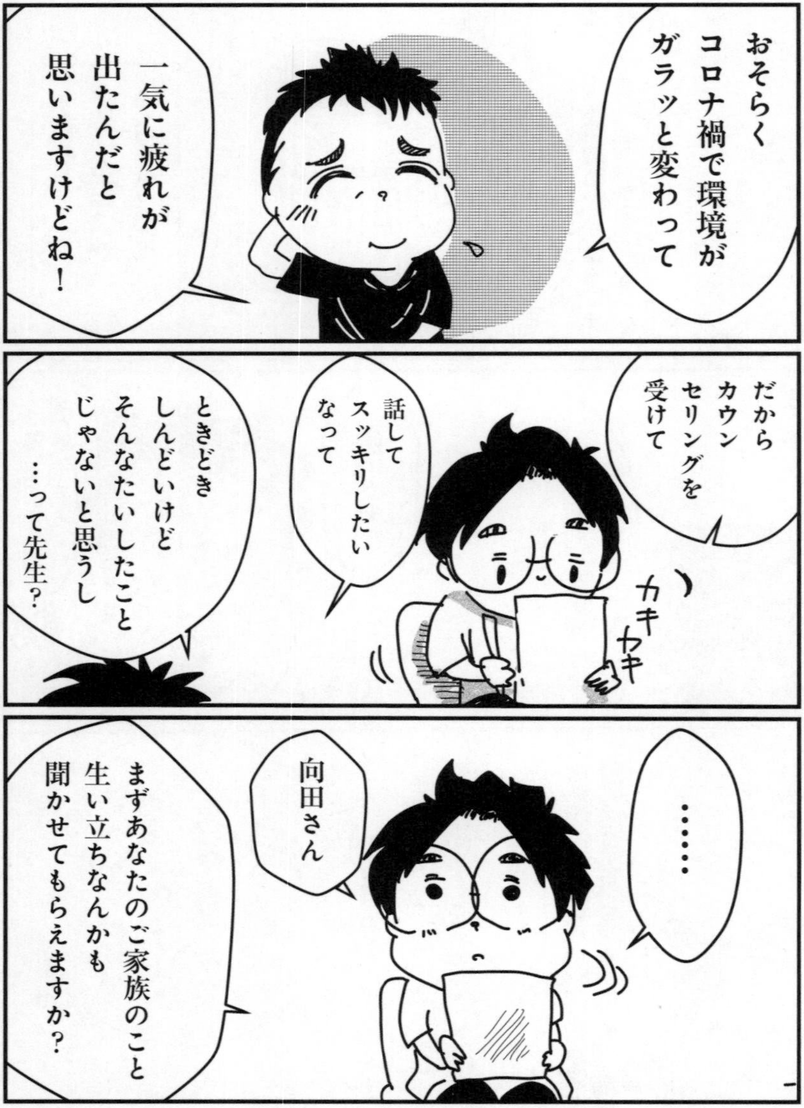
おそらく
コロナ禍で環境が
ガラッと変わって
一気に疲れが
出たんだと
思いますけどね！
だから
カウンセリングを
受けて
話して
スッキリしたい
なって
カキ
カキ
ときどき
しんどいけど
そんなたいしたこと
じゃないと思うし
…って先生？
……
向田さん
まずあなたのご家族のこと
生い立ちなんかも
聞かせてもらえますか？

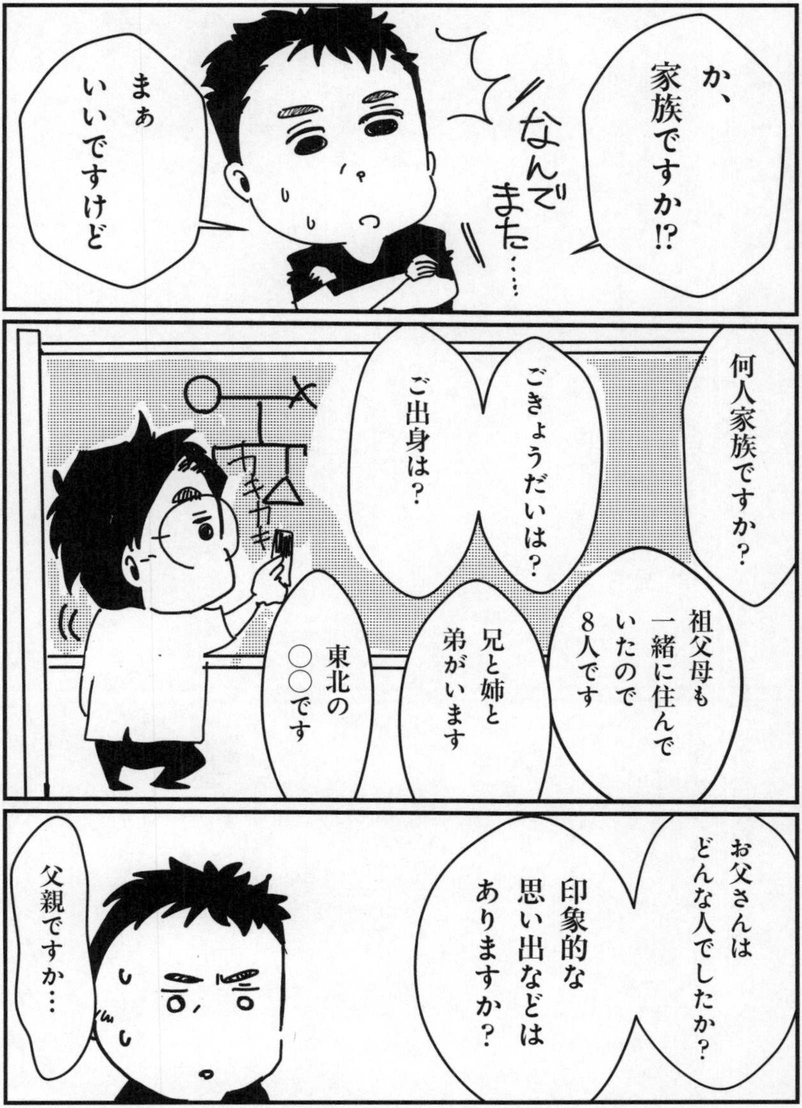
か、家族ですか!?
なんでまた…
まぁいいですけど
何人家族ですか？
ごきょうだいは？
ご出身は？
カキカキ
祖父母も一緒に住んでいたので8人です
兄と姉と弟がいます
東北の○○です
お父さんはどんな人でしたか？
印象的な思い出などはありますか？
父親ですか…

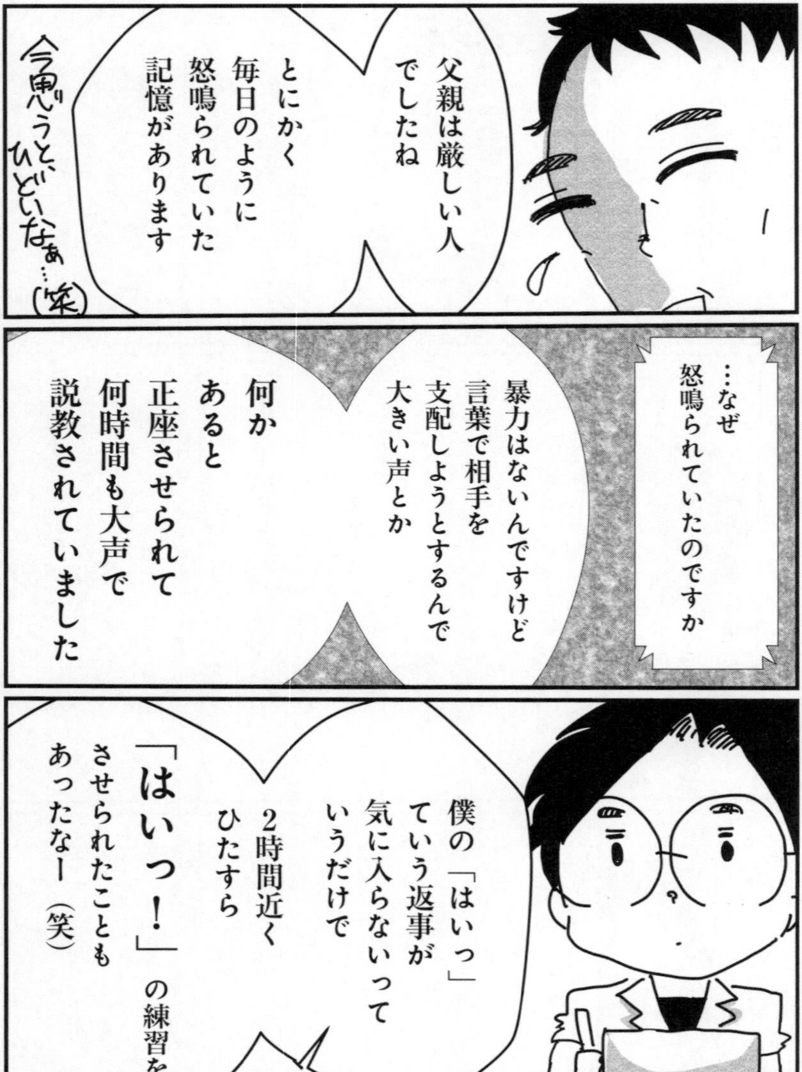

父親は厳しい人でしたね
とにかく毎日のように怒鳴られていた記憶があります
今思うと、ひどいなぁ…(笑)
…なぜ怒鳴られていたのですか
暴力はないんですけど言葉で相手を支配しようとするんで大きい声とか
何かあると正座させられて何時間も大声で説教されていました
僕の「はいっ」ていう返事が気に入らないっていうだけで
2時間近くひたすら「はいっ!」の練習をさせられたこともあったなー(笑)

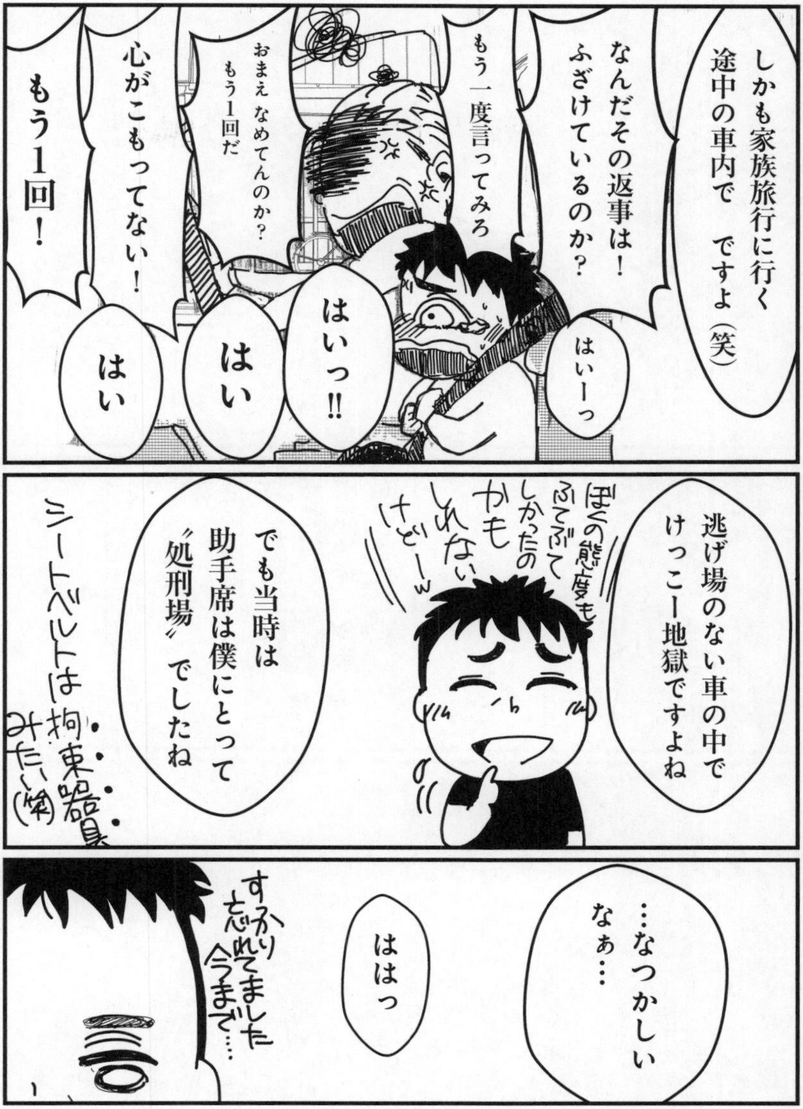
しかも家族旅行に行く途中の車内で　ですよ㊤
はいーっ
なんだその返事は！ふざけているのか？
もう一度言ってみろ
はいっ!!
おまえ なめてんのか？ もう1回だ
はい
心がこもってない！
はい
もう1回！
逃げ場のない車の中で けっこー地獄ですよね
ぼくの態度もふてぶてしかったのかもしれないけど〜w
でも当時は助手席は僕にとって〝処刑場〟でしたね
シートベルトは拘束器具みたい（笑）・・・
…なつかしいなぁ…
ははっ
すっかり忘れてました今まで…

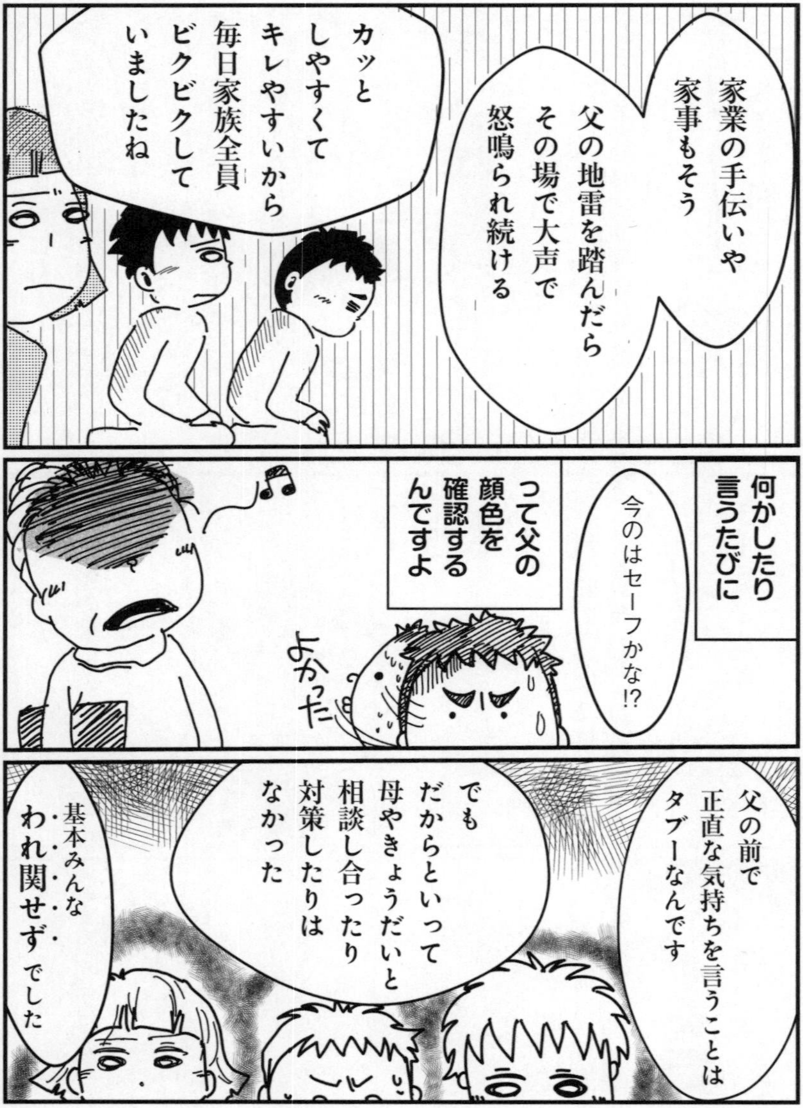
家業の手伝いや
家事もそう
父の地雷を踏んだら
その場で大声で
怒鳴られ続ける
カッと
しやすくて
キレやすいから
毎日家族全員
ビクビクして
いましたね
何かしたり
言うたびに
今のはセーフかな!?
って父の
顔色を
確認する
んですよ
よかった
父の前で
正直な気持ちを言うことは
タブーなんです
でも
だからといって
母やきょうだいと
相談し合ったり
対策したりは
なかった
基本みんな・・・
われ関せずでした

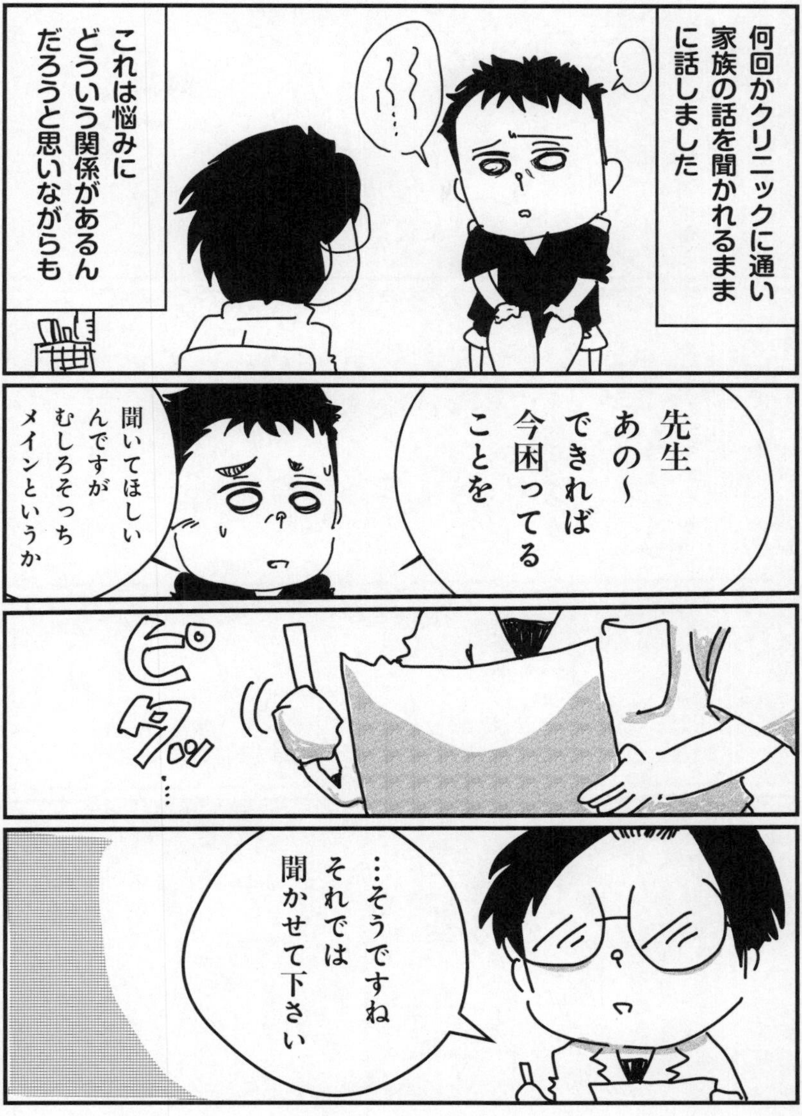
何回かクリニックに通い
家族の話を聞かれるまま
に話しました
これは悩みに
どういう関係があるん
だろうと思いながらも
先生
あの～
できれば
今困ってる
ことを
聞いてほしい
んですが
むしろそっち
メインというか
ピタッ
…そうですね
それでは
聞かせて下さい

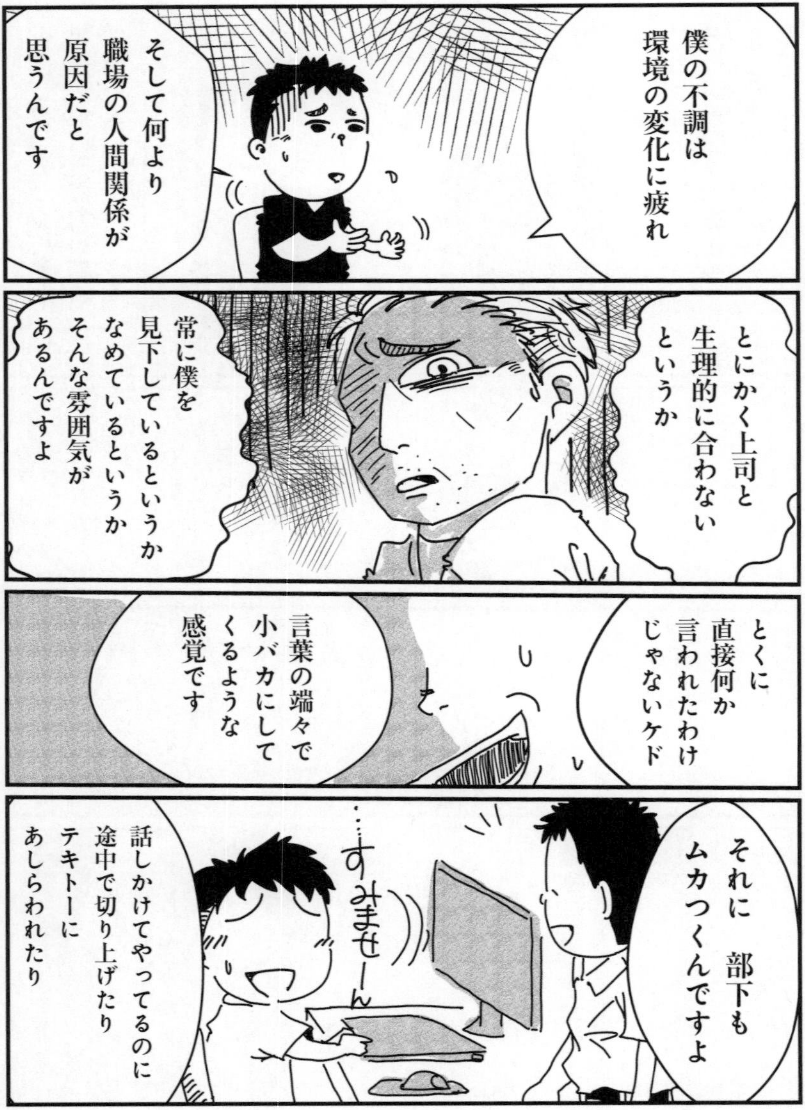
僕の不調は
環境の変化に疲れ
そして何より
職場の人間関係が
原因だと
思うんです
とにかく上司と
生理的に合わない
というか
常に僕を
見下しているというか
なめているというか
そんな雰囲気が
あるんですよ
とくに
直接何か
言われたわけ
じゃないケド
言葉の端々で
小バカにして
くるような
感覚です
それに　部下も
ムカつくんですよ
……すみませーん
話しかけてやってるのに
途中で切り上げたり
テキトーに
あしらわれたり

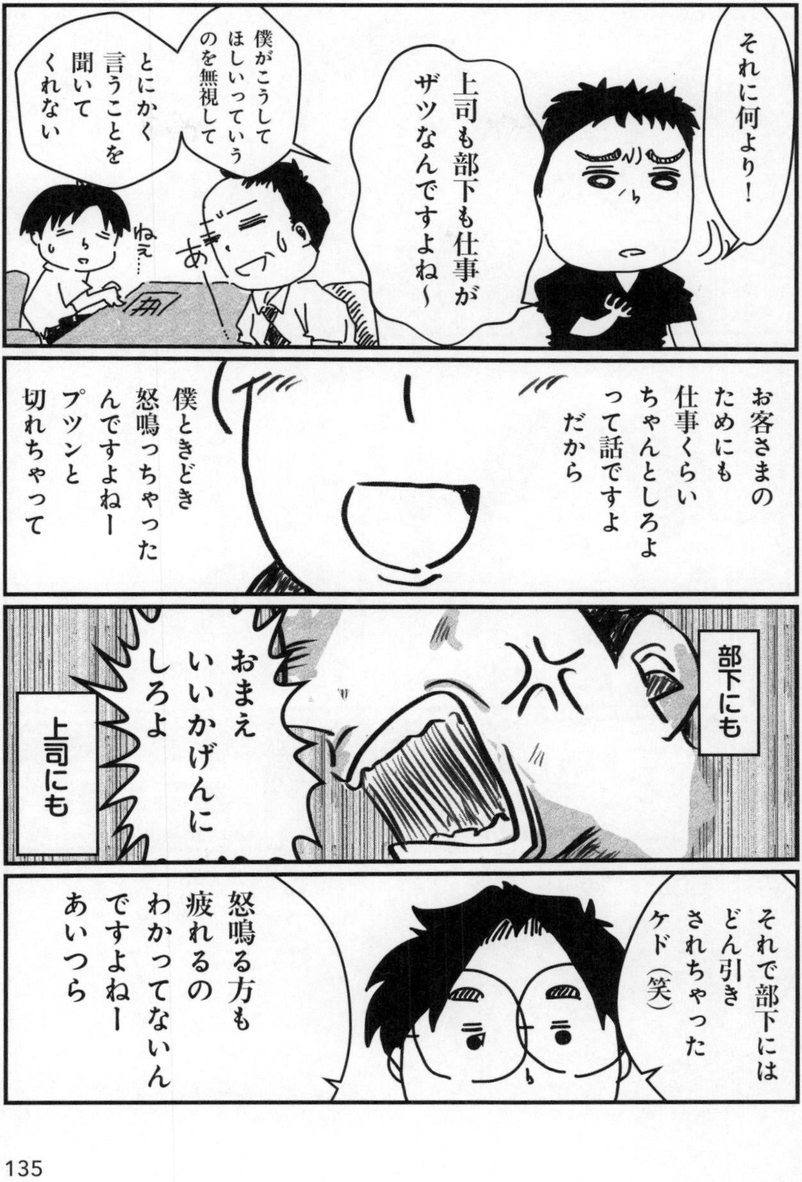
それに何より！
上司も部下も仕事がザツなんですよね〜
僕がこうしてほしいっていうのを無視して
とにかく言うことを聞いてくれない
ねぇ……
あ
お客さまのためにも仕事くらいちゃんとしろよって話ですよ　だから
僕ときどき怒鳴っちゃったんですよねー　プツンと切れちゃって
部下にも
おまえいいかげんにしろよ
上司にも
それで部下にはどん引きされちゃったケド（笑）
怒鳴る方も疲れるのわかってないんですよねー　あいつら

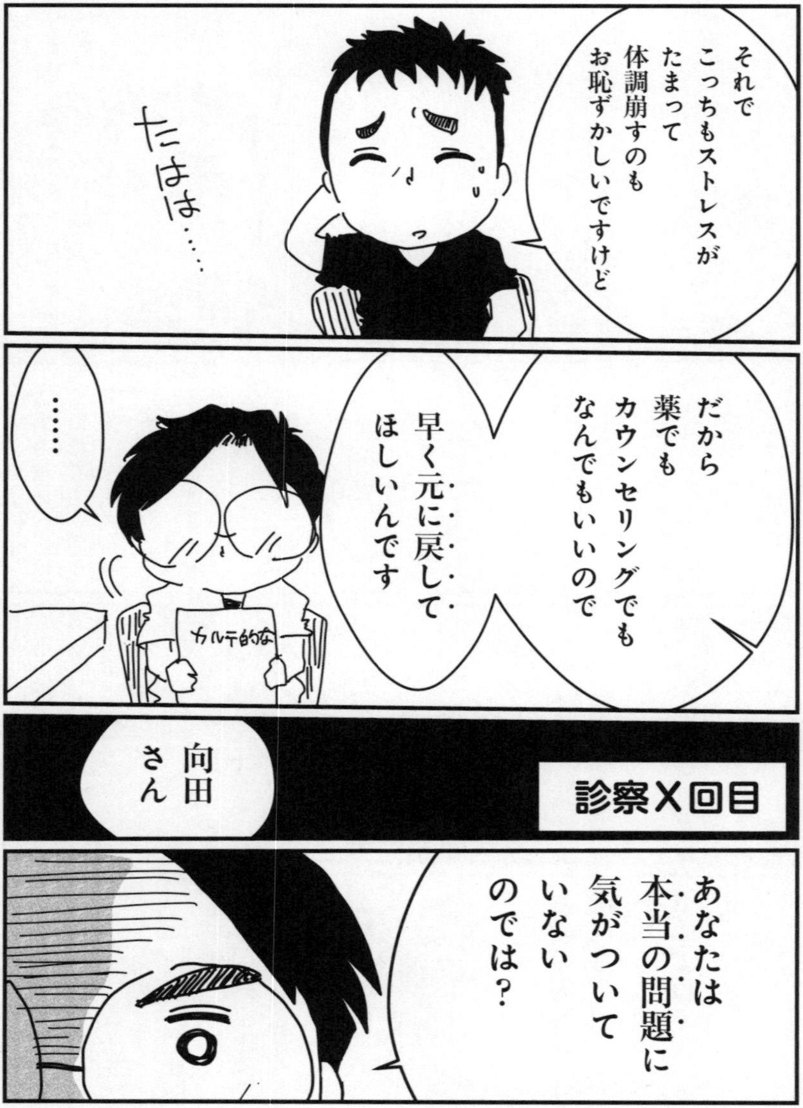
それで こっちもストレスが たまって 体調崩すのも お恥ずかしいですけど
たはは……
だから 薬でも カウンセリングでも なんでもいいので
早く元に戻して ほしいんです
……
カルテ的な
診察X回目
向田さん
あなたは 本当の問題に 気がついて いない のでは？

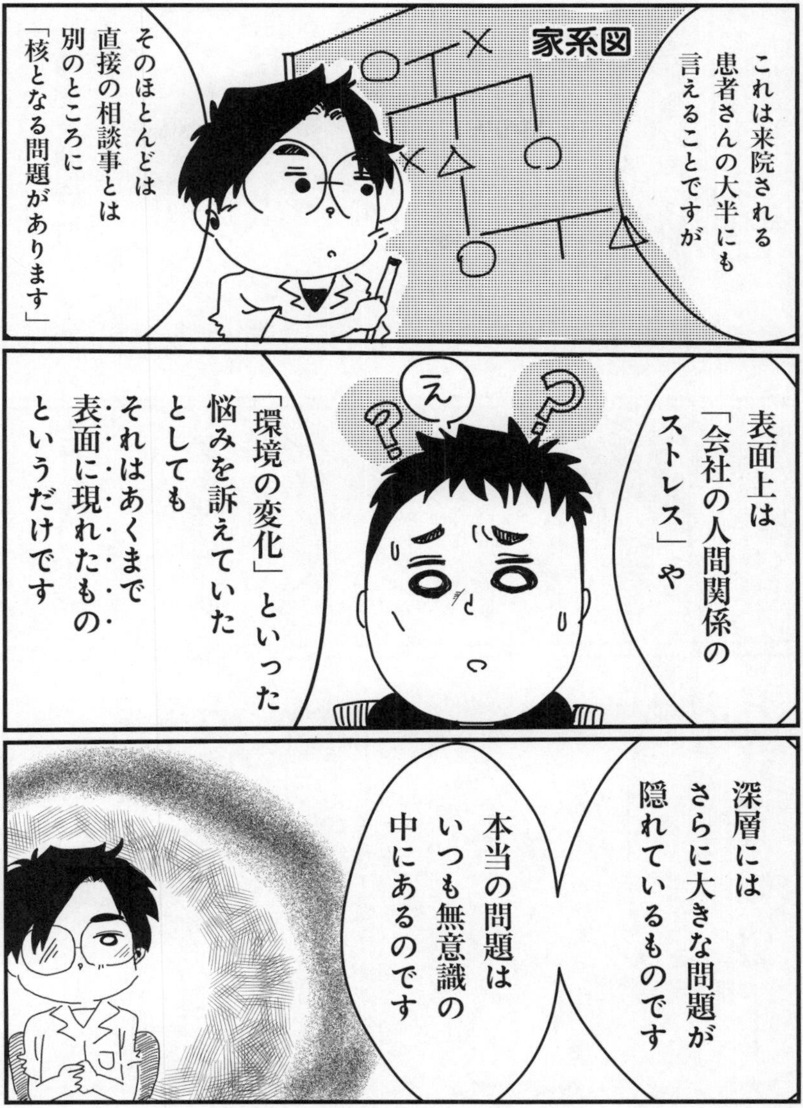
家系図
これは来院される患者さんの大半にも言えることですが
そのほとんどは直接の相談事とは別のところに「核となる問題があります」
表面上は「会社の人間関係のストレス」や
え
「環境の変化」といった悩みを訴えていたとしても
それはあくまで・・・・表面に現れたものというだけです
深層にはさらに大きな問題が隠れているものです
本当の問題はいつも無意識の中にあるのです

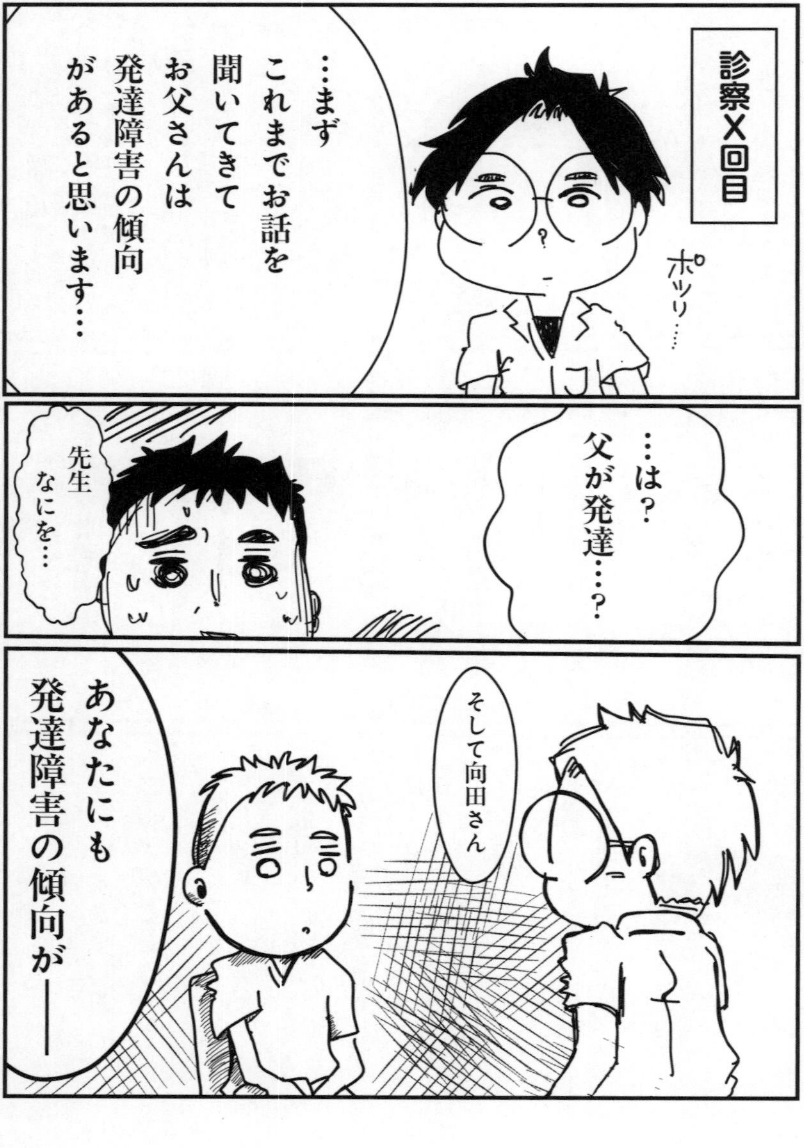
診察X回目
…まず
これまでお話を
聞いてきて
お父さんは
発達障害の傾向
があると思います…
ポツリ……
…は？
父が発達…？
先生
なにを…
そして向田さん
あなたにも
発達障害の傾向が——

◀解説と補足 P.139

※本来の診察は長期間にわたり、時間と回数を重ねて、話し合える信頼関係を築きます

解説&補足㉜

親の発達障害が子供に悪影響を与えていた？

益田：家系図や自分史を書いてみて、改めて自分は、「どんな家族の中で、どう育ってきたのだろう」「ほかの家族との関係は…」と振り返ってみたときに、「実は、親は発達障害だったのではないか」という疑問にぶつかることがあります。

発達障害はグレーゾーンまで含めると、およそ7〜8%の割合で集団の中に存在すると言われています。これほどの人数が存在するからこそ、親が発達障害の特性をもっていて、子供にとって〝ひどい親〟になってしまっていた例は少なくないでしょう。特性である〝こだわり〟が、極端な束縛や教育（しつけ）になったり、〝衝動性〟が暴力に発展してしまうケースもあったはずです。

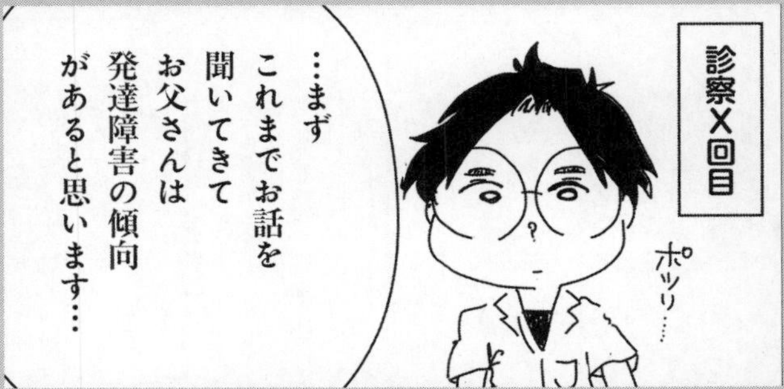
診察X回目
…まずこれまでお話を聞いてきてお父さんは発達障害の傾向があると思います…
ポツリ…

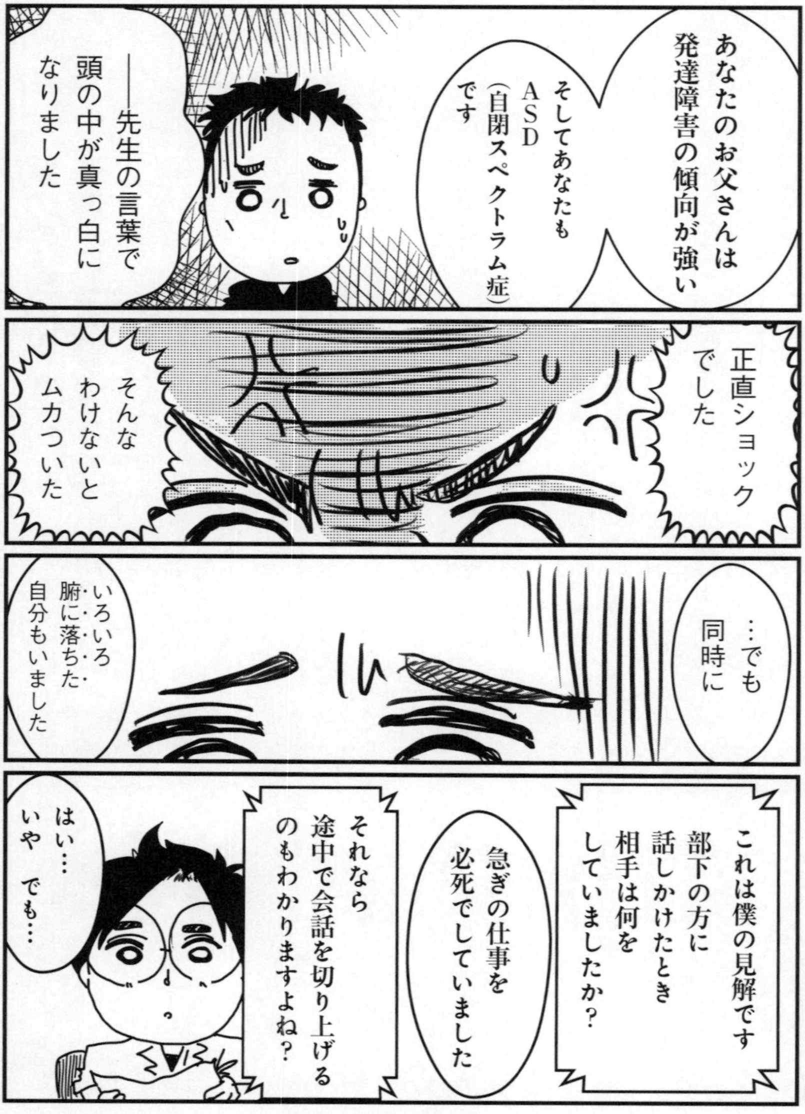
あなたのお父さんは発達障害の傾向が強い
そしてあなたもASD（自閉スペクトラム症）です
――先生の言葉で頭の中が真っ白になりました
正直ショックでした
そんなわけないとムカついた
…でも同時に
いろいろ・・・腑に落ちた自分もいました
これは僕の見解です 部下の方に話しかけたとき相手は何をしていましたか？
急ぎの仕事を必死でしていました
それなら途中で会話を切り上げるのもわかりますよね？
はい… いや でも…

◀解説と補足 P.149

※これは一例です

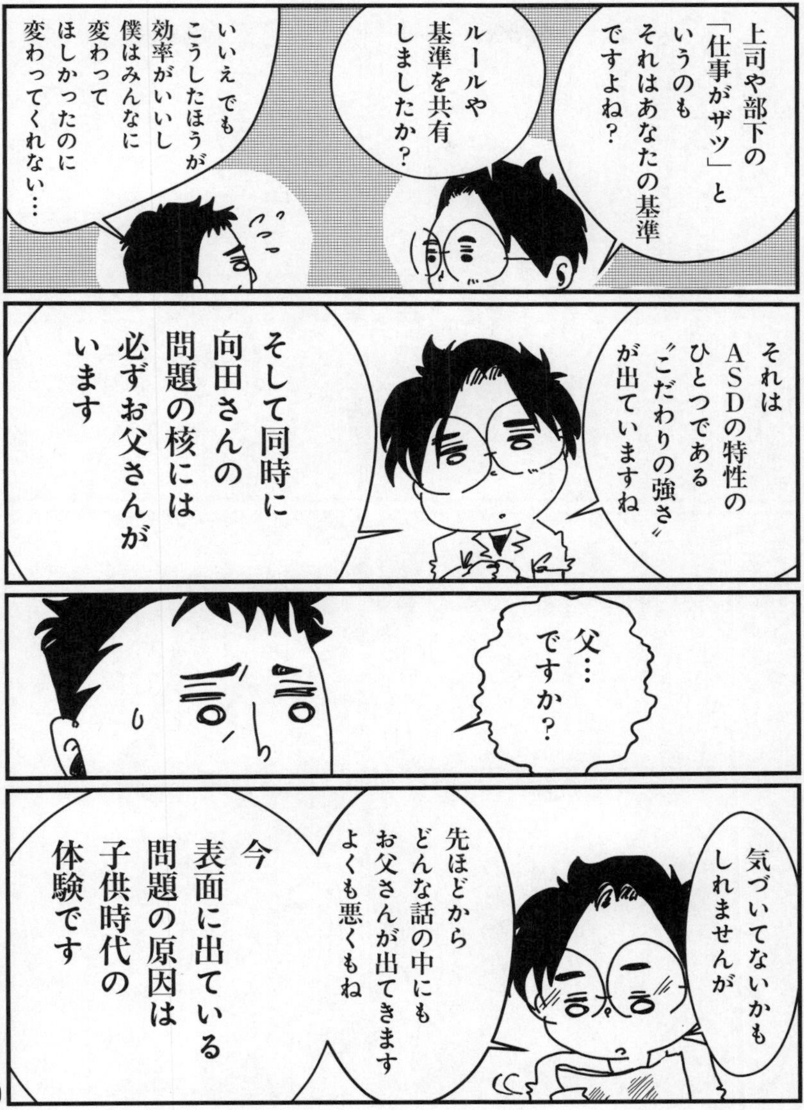
上司や部下の「仕事がザツ」というのもそれはあなたの基準ですよね？
ルールや基準を共有しましたか？
いいえ でもこうしたほうが効率がいいし僕はみんなに変わってほしかったのに変わってくれない…
それはASDの特性のひとつである〝こだわりの強さ〟が出ていますね
そして同時に向田さんの問題の核には必ずお父さんがいます
父…ですか？
気づいてないかもしれませんが
先ほどからどんな話の中にもお父さんが出てきますよくも悪くもね
今表面に出ている問題の原因は子供時代の体験です

▶解説と補足 P.150

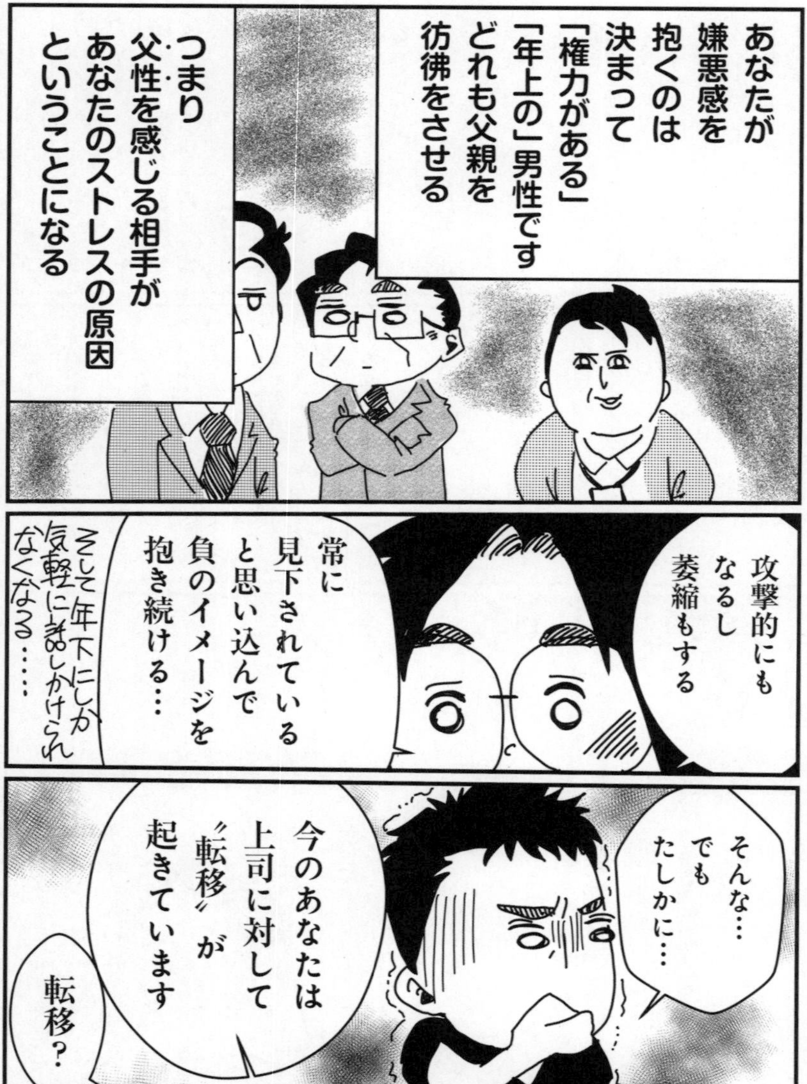
あなたが嫌悪感を抱くのは決まって「権力がある」「年上の」男性ですどれも父親を彷彿をさせる
つまり父性を感じる相手があなたのストレスの原因ということになる
攻撃的にもなるし萎縮もする
常に見下されていると思い込んで負のイメージを抱き続ける…
そして年下にしか気軽に話しかけられなくなる……
そんな…でもたしかに…
今のあなたは上司に対して〝転移〟が起きています
転移？

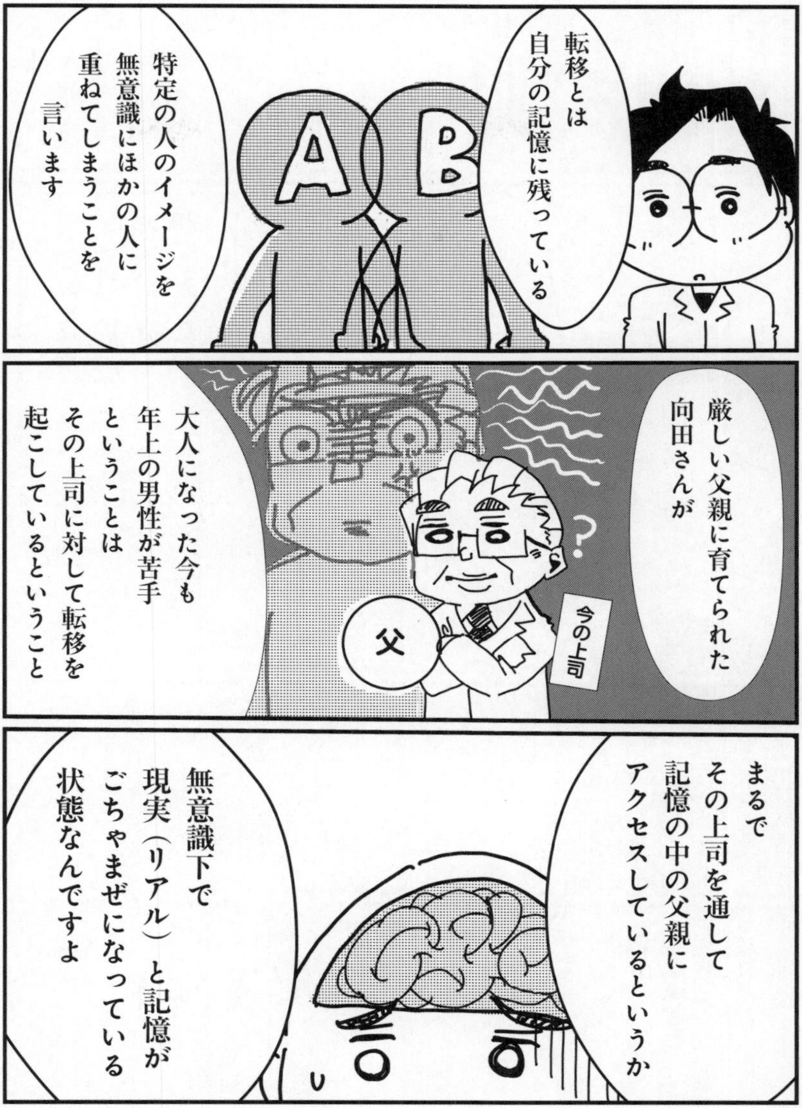
転移とは
自分の記憶に残っている
A
B
特定の人のイメージを
無意識にほかの人に
重ねてしまうことを
言います
厳しい父親に育てられた
向田さんが
?
今の上司
父
大人になった今も
年上の男性が苦手
ということとは
その上司に対して転移を
起こしているということ
まるで
その上司を通して
記憶の中の父親に
アクセスしているというか
無意識下で
現実（リアル）と記憶が
ごちゃまぜになっている
状態なんですよ

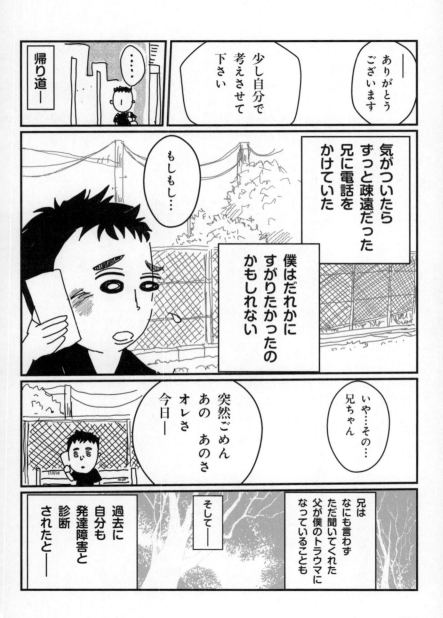

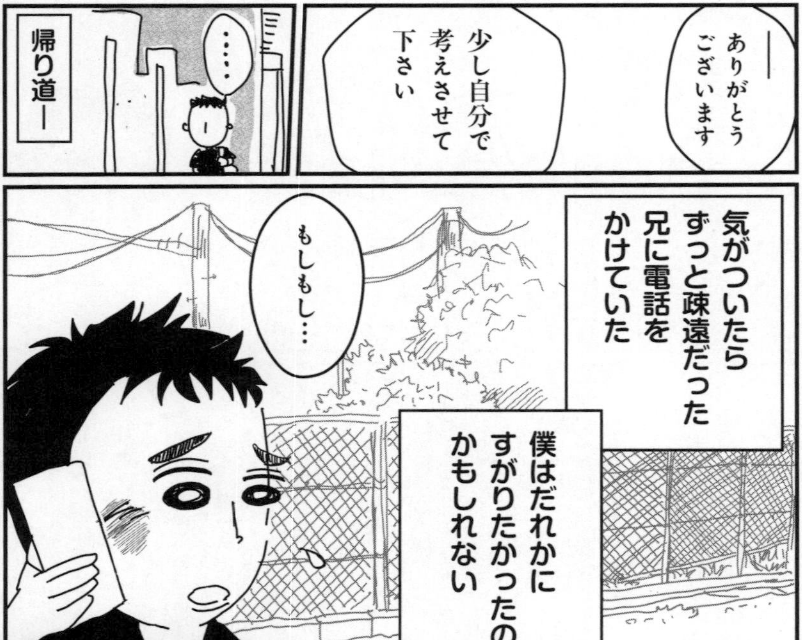
――ありがとうございます
少し自分で考えさせて下さい
……
帰り道――
気がついたらずっと疎遠だった兄に電話をかけていた
もしもし…
僕はだれかにすがりたかったのかもしれない
いや…その…兄ちゃん
突然ごめん　あの　あのさ　オレさ　今日―
兄はなにも言わずただ聞いてくれた父が僕のトラウマになっていることも
そして――
過去に自分も発達障害と診断されたと――

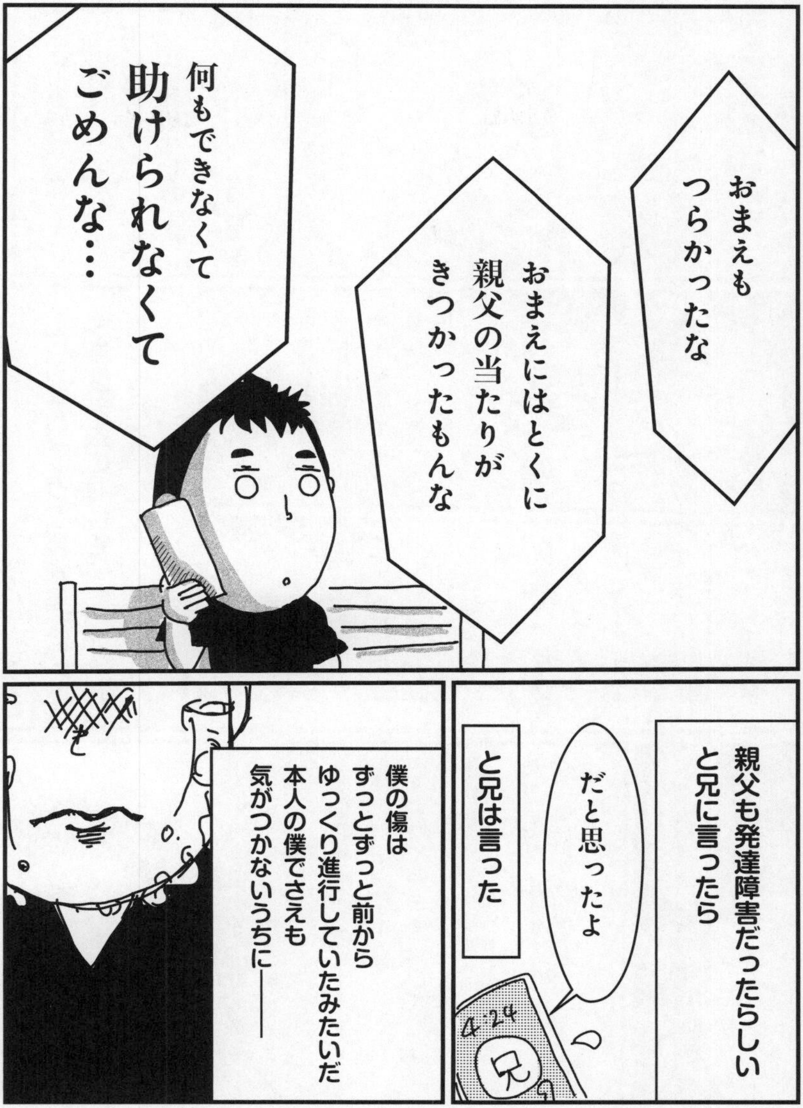

おまえも つらかったな
おまえにはとくに 親父の当たりが きつかったもんな
何もできなくて 助けられなくて ごめんな…
親父も発達障害だったらしい と兄に言ったら
だと思ったよ
4:24
兄
と兄は言った
僕の傷は ずっとずっと前から ゆっくり進行していたみたいだ 本人の僕でさえも 気がつかないうちに――

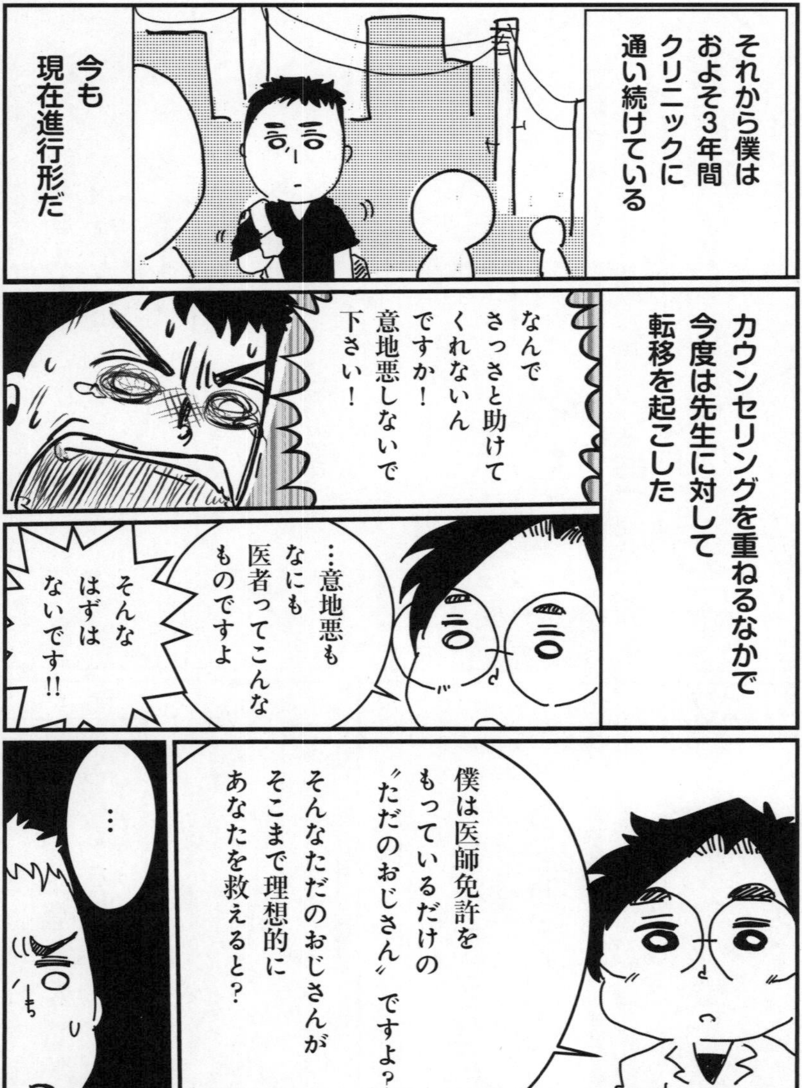
それから僕は
およそ3年間
クリニックに
通い続けている
今も
現在進行形だ
カウンセリングを重ねるなかで
今度は先生に対して
転移を起こした
なんで
さっさと助けて
くれないいんですか！
意地悪しないで
下さい！
…意地悪も
なにも
医者ってこんな
ものですよ
そんな
はずは
ないです!!
僕は医師免許を
もっているだけの
〝ただのおじさん〟ですよ？
そんなただのおじさんが
そこまで理想的に
あなたを救えると？
…

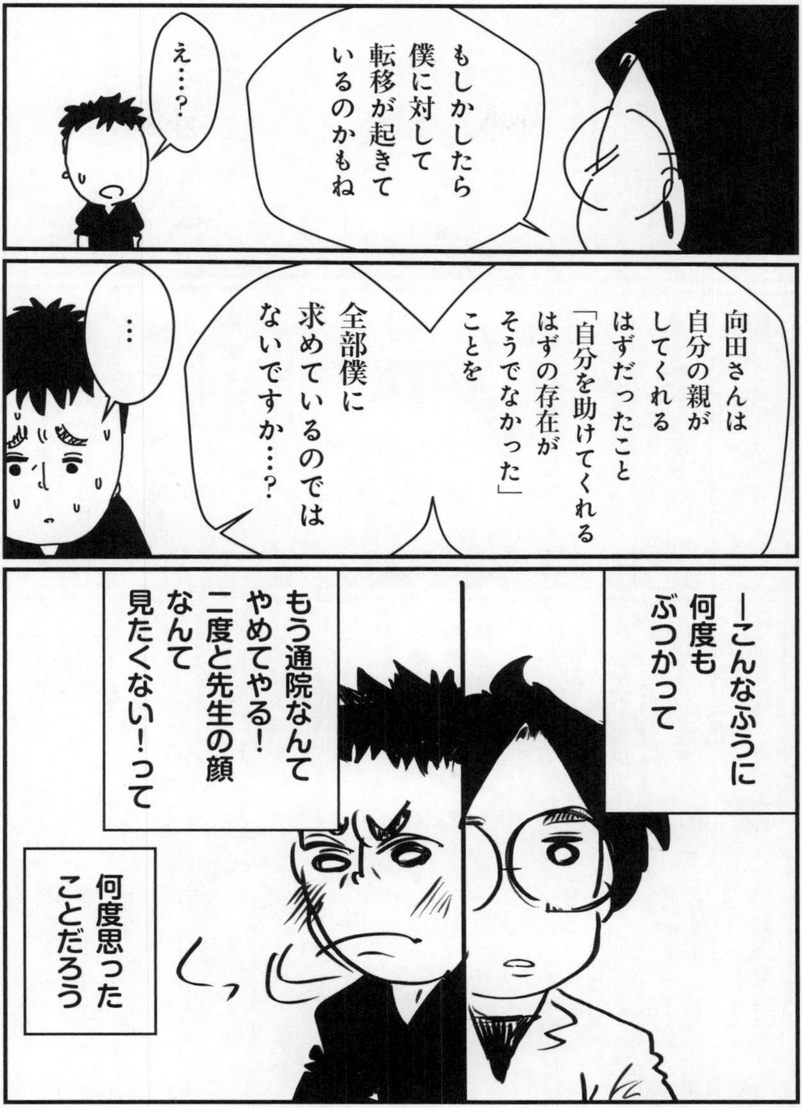
もしかしたら
僕に対して
転移が起きて
いるのかもね
え…?
向田さんは
自分の親が
してくれる
はずだったこと
「自分を助けてくれる
はずの存在が
そうでなかった」
ことを
全部僕に
求めているのでは
ないですか…?
…
—こんなふうに
何度も
ぶつかって
もう通院なんて
やめてやる!
二度と先生の顔
なんて
見たくない!って
何度思った
ことだろう

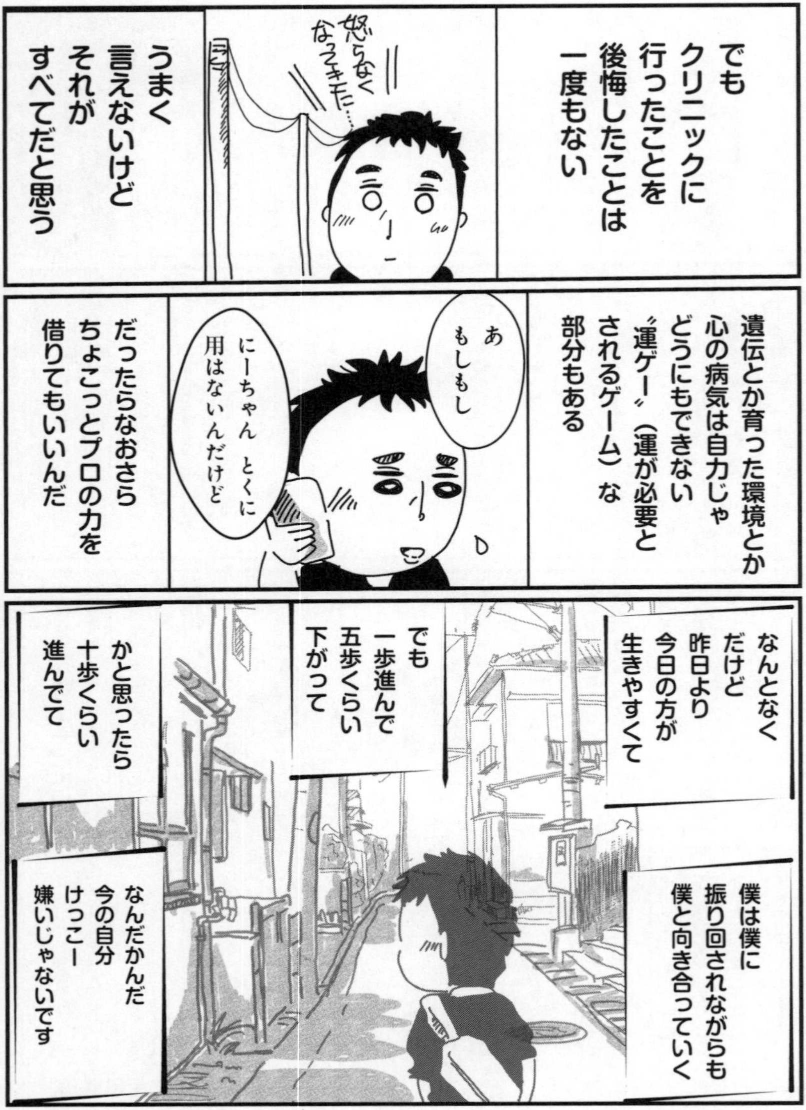
でも クリニックに 行ったことを 後悔したことは 一度もない
怒らなく なってきた……
うまく 言えないけど それが すべてだと思う
遺伝とか育った環境とか 心の病気は自力じゃ どうにもできない “運ゲー”（運が必要と されるゲーム）な 部分もある
あ もしもし
にーちゃん とくに 用はないんだけど
だったらなおさら ちょこっとプロの力を 借りてもいいんだ
なんとなく だけど 昨日より 今日の方が 生きやすくて
でも 一歩進んで 五歩くらい 下がって
かと思ったら 十歩くらい 進んでて
僕は僕に 振り回されながらも 僕と向き合っていく
なんだかんだ 今の自分 けっこー 嫌いじゃないです

解説&補足㉝

発達障害は特徴の違いでいくつか種類がある

益田：発達障害にはいくつかの種類があります。

たとえば、自閉スペクトラム症（ASD）は対人交流（コミュニケーション）が苦手で、相手の気持ちを考える想像力が弱い、こだわりが強くて過集中しがち、感覚が過敏などの特徴があります。

注意欠如多動症（ADHD）は、不注意、忘れ物が多い、じっとしているのが苦手、思いついたことをすぐに行動に移してしまう。

限局性学習症（LD）は、文章を読むのが苦手、一文字一文字は読めるけれど文章として読むのが苦手、書けない、計算だけができない――など、そこだけができない人たちなどが挙げられます。

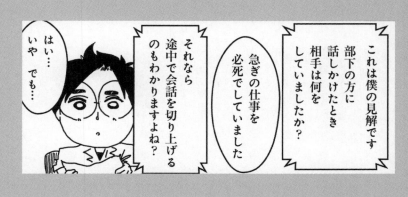

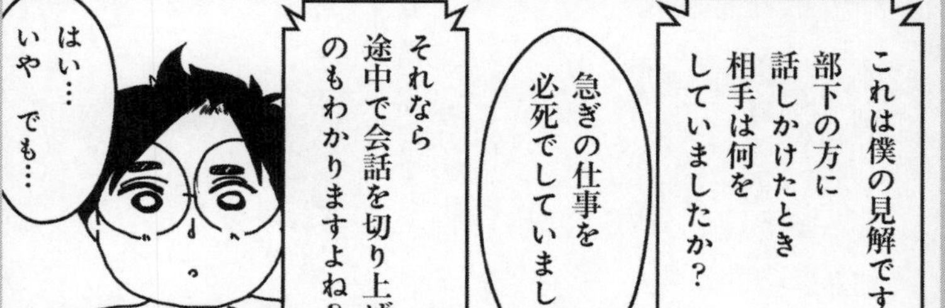
これは僕の見解です
部下の方に話しかけたとき相手は何をしていましたか？
急ぎの仕事を必死でしていました
それなら途中で会話を切り上げるのもわかりますよね？
はい…いや　でも…

解説&補足 34

今の困りごとの原因が親にあるとは……

益田先生：カウンセリングで偏りやズレを調整し、修正するプロセスの中で、「今の困りごとの原因は親にある」と気づく人もいるでしょう。親との関係は、「最初の人間関係」です。のちに出会う友達、恋人、同僚、自分の子供など、人との関係性の基礎は親子関係から学びます。

たとえば、野球の投球フォームを想像してみてください。最初に間違ったフォームでボールの投げ方を覚えてしまった人は、なかなかきれいにボールを投げることができず、その矯正は簡単ではありません。同様に、子供時代に経験した家族との出来事が、人生の局面で思いがけない影響を及ぼすことがあります。子供は親を批判的に捉えるのが苦手なので、自分に非がなくても自らを責めてしまいがちです。

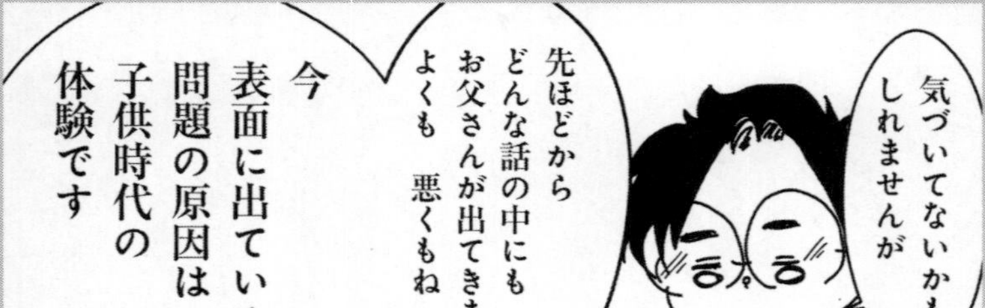
気づいてないかもしれませんが
先ほどからどんな話の中にもお父さんが出てきますよくも　悪くもね
今表面に出ている問題の原因は子供時代の体験です

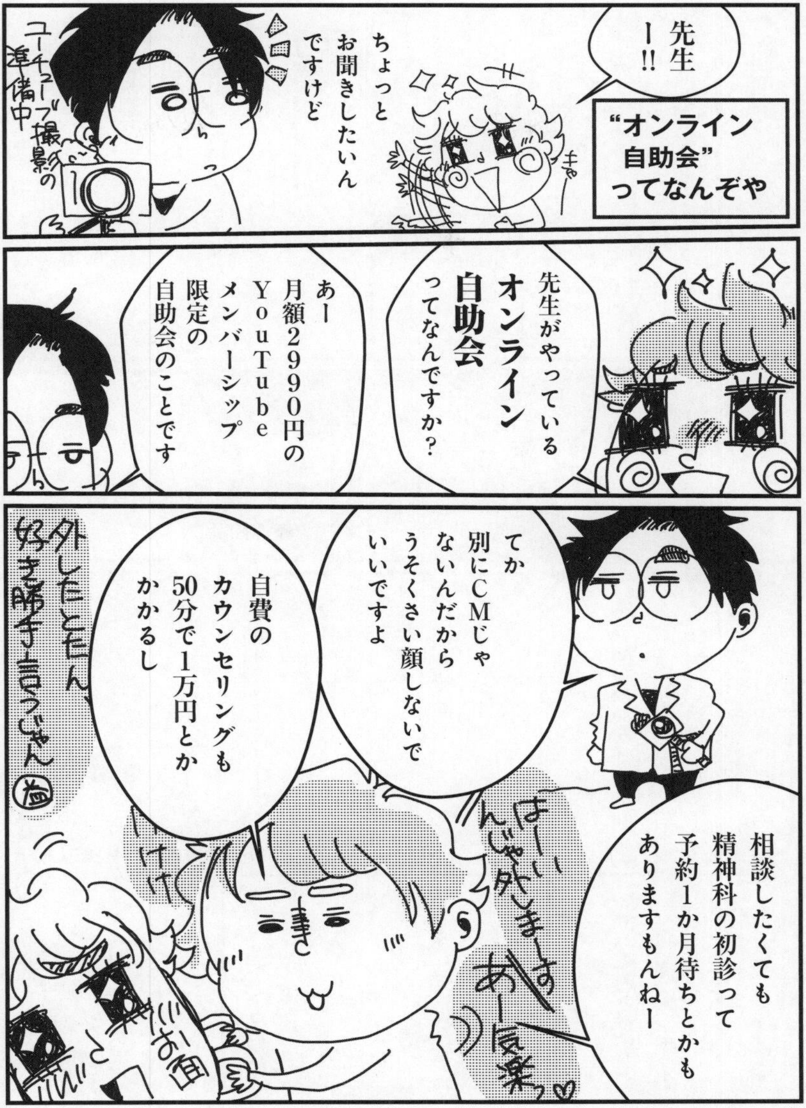
先生ー!!
"オンライン自助会"ってなんぞや
キャー
ちょっとお聞きしたいんですけど
ユーチューブ撮影の準備中
先生がやっているオンライン自助会ってなんですか?
あー月額2990円のYouTubeメンバーシップ限定の自助会のことです
てか別にCMじゃないんだからうそくさい顔しないでいいですよ
相談したくても精神科の初診って予約1か月待ちとかもありますもんねー
自費のカウンセリングも50分で1万円とかかかるし
はーいんじゃ外しまーす
あー気楽
けけ
お面
外したとたん好き勝手言うじゃん

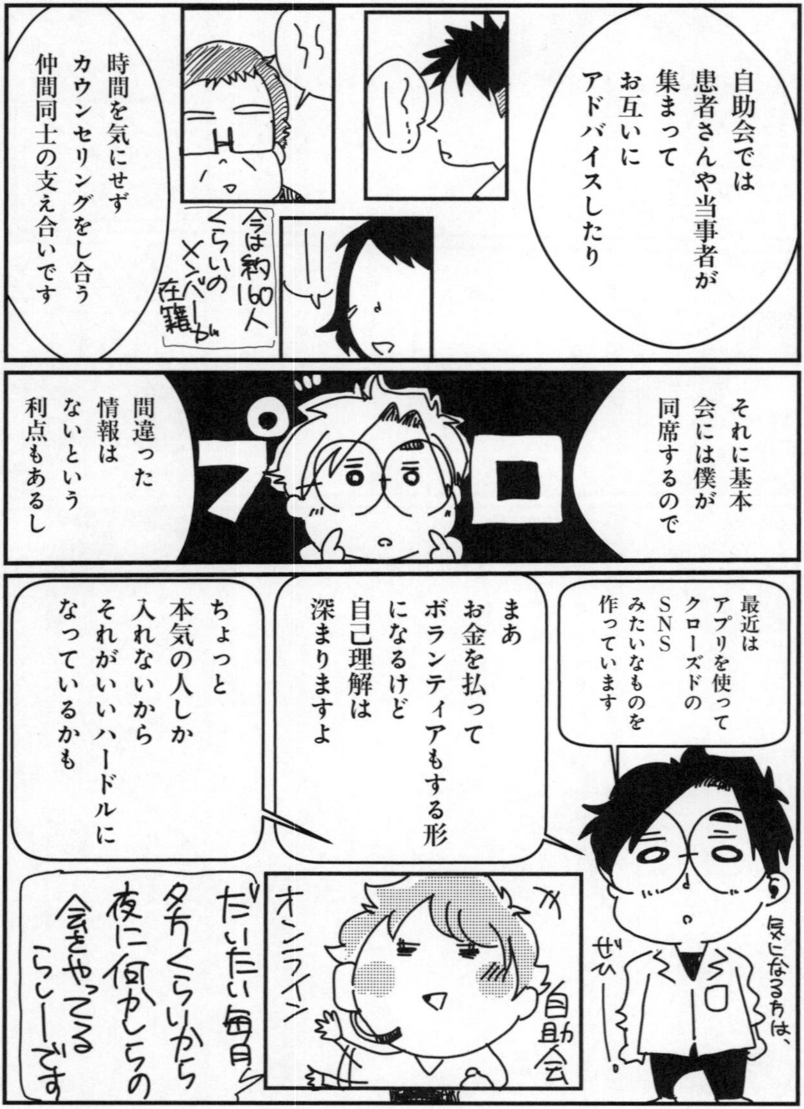
自助会では
患者さんや当事者が
集まって
お互いに
アドバイスしたり
今は約160人くらいのメンバーが在籍
時間を気にせず
カウンセリングをし合う
仲間同士の支え合いです
それに基本
会には僕が
同席するので
プロ
間違った
情報は
ないという
利点もあるし
最近は
アプリを使って
クローズドの
SNS
みたいなものを
作っています
まあ
お金を払って
ボランティアもする形
になるけど
自己理解は
深まりますよ
ちょっと
本気の人しか
入れないから
それがいいハードルに
なっているかも
気になる方は、
ぜひ…！
オンライン
自助会
だいたい毎月
夕方くらいから
夜に何かしらの
会をやってる
らしーです

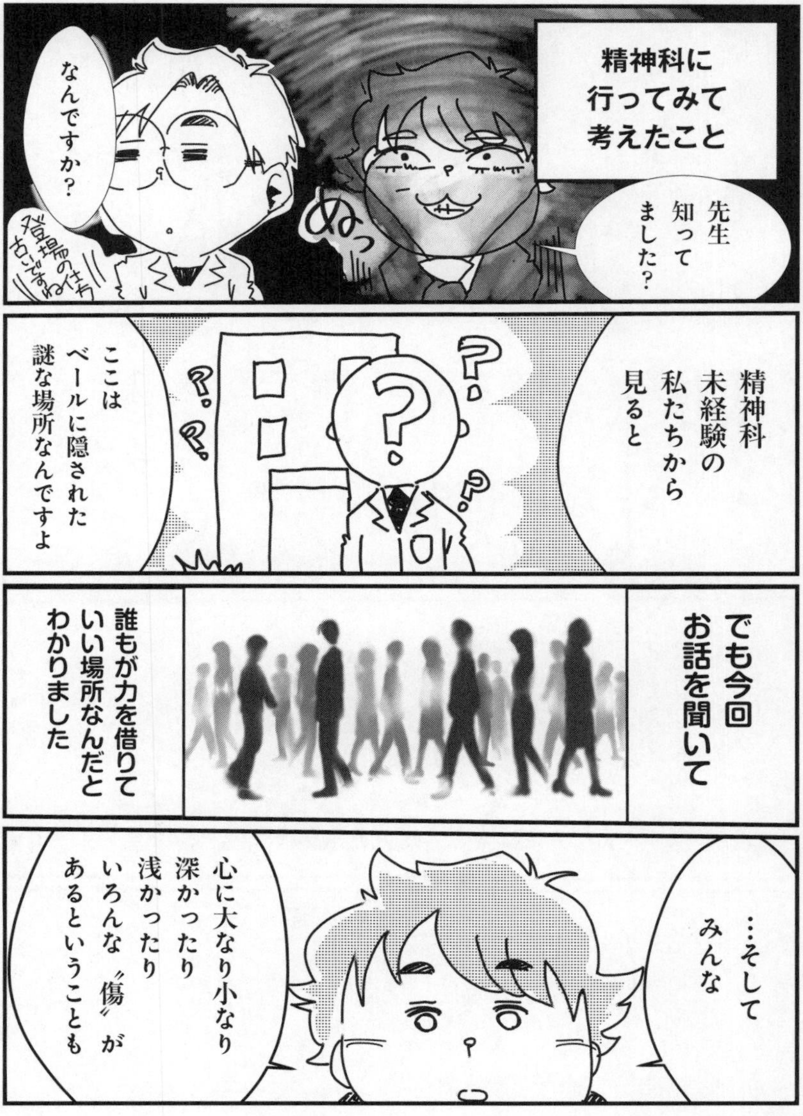
精神科に
行ってみて
考えたこと
先生
知って
ました？
ぬっ
なんですか？
登場の仕方古いですね
精神科
未経験の
私たちから
見ると
ここは
ベールに隠された
謎な場所なんですよ
でも今回
お話を聞いて
誰もが力を借りて
いい場所なんだと
わかりました
…そして
みんな
心に大なり小なり
深かったり
浅かったり
いろんな〝傷〟が
あるということも

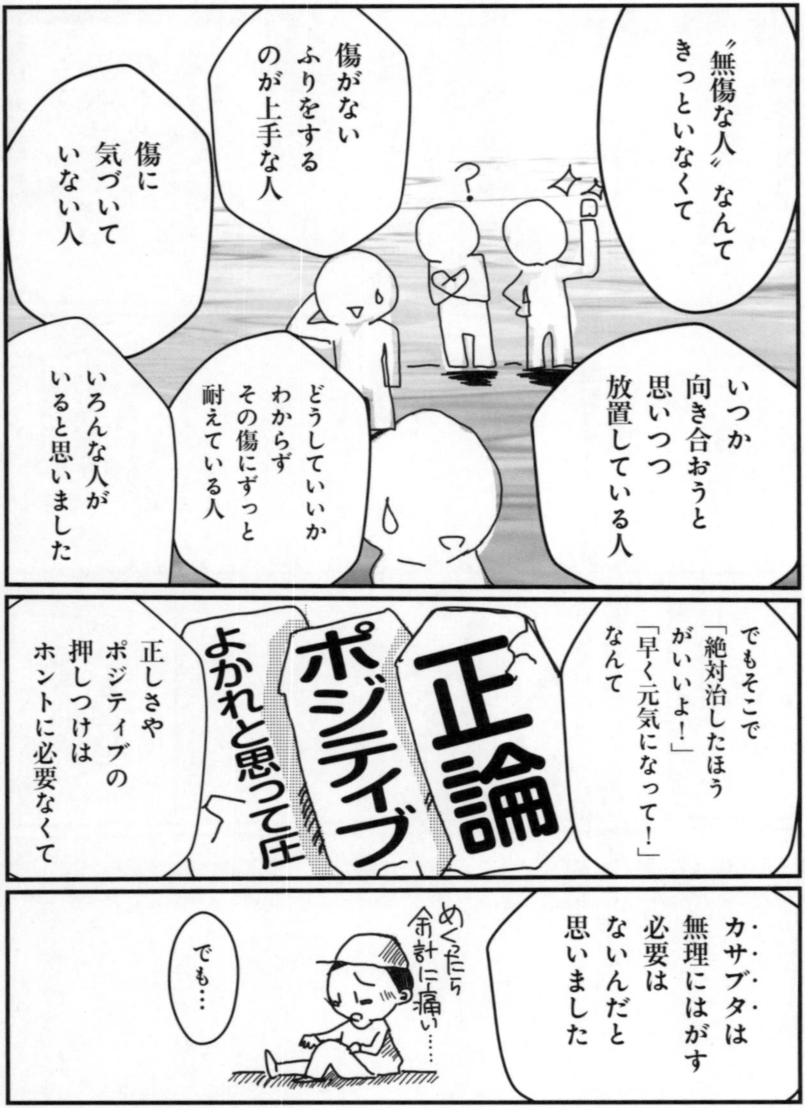
〝無傷な人〟なんてきっといなくて
傷がないふりをするのが上手な人
傷に気づいていない人
いつか向き合おうと思いつつ放置している人
どうしていいかわからずその傷にずっと耐えている人
いろんな人がいると思いました
でもそこで「絶対治したほうがいいよ！」「早く元気になって！」なんて
正論
ポジティブ
よかれと思って圧
正しさやポジティブの押しつけはホントに必要なくて
カサブタは無理にはがす必要はないんだと思いました
めくったら余計に痛い……
でも…

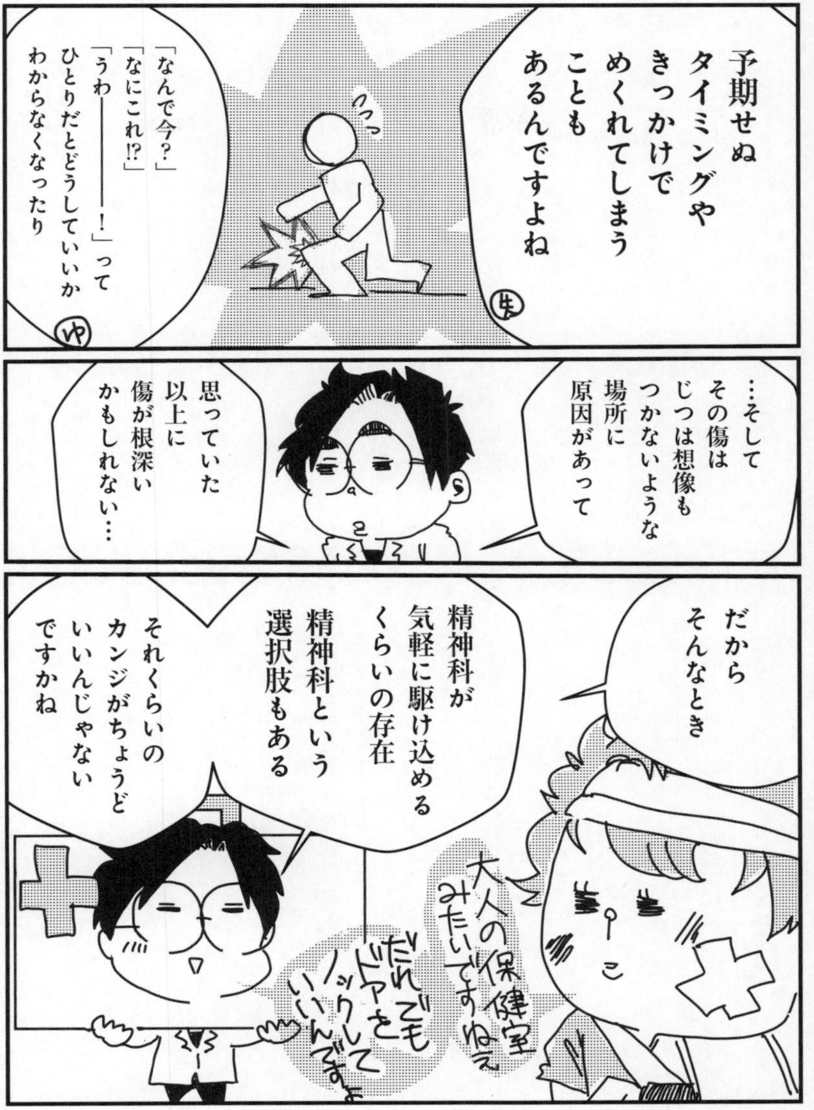

予期せぬタイミングやきっかけでめくれてしまうこともあるんですよね
「なんで今?」「なにこれ!?」「うわ―――!」ってひとりだとどうしていいかわからなくなったり
…そしてその傷はじつは想像もつかないような場所に原因があって
思っていた以上に傷が根深いかもしれない…
だからそんなとき
精神科が気軽に駆け込めるくらいの存在精神科という選択肢もある
それくらいのカンジがちょうどいいんじゃないですかね
大人の保健室みたいですねぇ
だれでもドアをノックしていいんですよ

おわりに

本書では「主観2.0」を中心に、心の治療がどのように進むのか、まんがで解説したものです。「主観2.0」とは、僕が患者さん向けに作った治療理論で、臨床や動画の中で病気や治療の解説をくり返しているうちに、自然と出来上がったものです。背景には、認知行動療法から精神分析、コーチングなどさまざまな理論があり、それらがミックスされて出来上がりました。

日々悩み、学び、整理をくり返していく中で、僕らの考える力や価値観などは少しずつ変化していくのですが、その様子をソフトウェアがアップデートしていく様にたとえました。僕らの主観が1.1、1.2…とバージョンアップしていき、一つ壁を乗り越え、次のステージに移ることを2.0と表現しています。もちろん臨床では、その後も2.1、2.2…とバージョンアップしていき、また3.0へと進化していきます。つまり、学問的というよりは益田オリジナルの造語ですので、その点を理解して、自分なりに取り入れてもらえたらと思います。

そもそも、心や悩み、不安、人間関係など、これらは目に見えないものであり、実像がなく、把握し難いものです。しっかりと捉えるためには、現状をきちんと言語化していく作業が必要であり、また、名づけるもとになる知識が必要です。なので、精神医学を中心とした心の知識を学ぶ必要があり、そのうえで個々の悩み事を言語化し、整理していくことが重要です。

診察室の中で、患者さんたちは変化を望んでいるはずなのに、変化に抗うような行動や態度を示すことがあります。僕らはこれを心理学用語で「抵抗」と呼びます。これまでの自分が否定されているような感じがして、もしくはこれからの膨大な作業量に圧倒され、他にも病的な状態になじんでしまってなど、さまざまな理由から、患者さんたちは変化を拒みます。

よい治療者とは、この「抵抗」をどう乗り越えるか、を知っている人間です。乗り越え方は皆違い、タイミングも人それぞれです。さまざまな「抵抗」の乗り越え方を知っている治療者は、やはり優秀な治療者であると言えるでしょう。
3章では転移解釈をもって、この「抵抗」を乗り越えたという演出をしていますが、これはあくまで一例であり、すべての患者さんがそのような経過を辿るわけではありません。ただ、診察室ではこのような怒りや傷つきは日々起きていることであり、それは治療上の失敗ではなく、重要な要素だと僕は思っています。そうした中で治療者はどこまで凛としていられるのか、もしくは相手に合わせて折れるのか、その加減が臨床のキモです。
これらを作品に落とし込むのにはとても苦労しました。青山さんはうまくまんがに落とし込んでくれ、とても感謝しています。

本書はそもそも「なぜ治癒が起こるのか？」という疑問からスタートし、この瞬間に治療が進んだことが明示されている物語を目指しました。というのも、既存の本やまんがでは、治癒に至った瞬間が曖昧に描かれ、どうして治癒が起きたのか、どうして人が変われたのか、はっきりしていない、と感じていたからです。

なので、「ここで治ったんだよ」「これができるようになったから治ったんだよ」「これができるようになったのは、こういう葛藤があり、それを乗り越えたからだよ」と明示できるものを意識しました。

もちろん、これで治癒のすべてを説明したわけではありませんが、少なくとも僕ら（まんが家の青山さんと編集の橋本さん）の中での最有力な仮説であり、現時点での全力の提案です。これは科学ではなく、エビデンスでもないですが、精いっぱいのメッセージです。

皆様に少しでも臨床や治療者の気持ち、これまで治癒されてきた患者さんの気持ちや体験が伝われば幸いです。

もっと知りたい、という方がいましたら、ぜひＹｏｕＴｕｂｅやオンライン自助会・家族会の方へも遊びにきてください。

２０２３年　９月吉日

益田裕介

益田 裕介 Yusuke Masuda
早稲田メンタルクリニック院長。精神保健指定医、精神科専門医・指導医。防衛医大卒。防衛医大病院、自衛隊中央病院、自衛隊仙台病院（復職センター兼務）、埼玉県立精神神経医療センター、薫風会山田病院などを経て、早稲田メンタルクリニックを開業。YouTubeチャンネル「精神科医がこころの病気を解説するCh」を運営し、登録者数は45万人を超える。患者同士がオンライン上で会話や相談ができるオンライン自助会を主催・運営するほか、精神科領域のYouTuberを集めた勉強会なども行っている。著書に『精神科医が教える　親を憎むのをやめる方法』（KADOKAWA）、『精神科医の本音』（SBクリエイティブ）など。

青山ゆずこ Yuzuko Aoyama
フリーライター、まんが家、原作者。おもに週刊誌や月刊誌で活動。「マジメなことは面白く、面白いものはマジメに」がモットー。2011年からおよそ7年間“夫婦そろって認知症”となった祖父母との同居を通してヤング・若者ケアラーに。著書に『ばーちゃんがゴリラになっちゃった。』（徳間書店）など。X@yuzubird

【心の病】はこうして治る

まんがルポ 精神科に行ってみた!

発行日　2023年 9 月30日　初版第1刷発行
　　　　2023年 10 月30日　第2刷発行

著　者　益田裕介　青山ゆずこ

発行者　小池英彦
発行所　株式会社 扶桑社
〒105-8070
東京都港区芝浦 1-1-1　浜松町ビルディング
電話　03-6368-8870（編集）
　　　03-6368-8891（郵便室）
www.fusosha.co.jp

印刷・製本　中央精版印刷株式会社

デザイン　竹下典子（扶桑社）
撮　影　山川修一（扶桑社）
校　正　小出美由規
D T P　ビュロー平林
編　集　橋本妙子（扶桑社）

定価はカバーに表示してあります。
造本には十分注意しておりますが、落丁・乱丁（本のページの抜け落ちや順序の間違い）の場合は、小社郵便室宛にお送りください。送料は小社負担でお取り替えいたします（古書店で購入したものについては、お取り替えできません）。
 Printed in Japan　ISBN978-4-594-09475-1